ゴードンの機能的健康パターンに基づく

看護過程と看護診断
【第6版】

関西看護医療大学学長　京都大学名誉教授

江川 隆子　編集

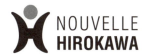
NOUVELLE HIROKAWA

=========== 執筆者 ===========

江川　隆子	関西看護医療大学学長　京都大学名誉教授
本田　育美	名古屋大学大学院医学系研究科看護学専攻教授
笠岡　和子	関西看護医療大学教授
鷹井　清吉	看護アセスメント研究会代表
奥津　文子	関西看護医療大学教授

=========== 執筆協力者 ===========

清水久美子	元佐久大学別科助産専攻別科長・教授
戸沢ゆみ子	元篠ノ井総合病院副看護部長
酒井　京子	篠ノ井総合病院副看護部長
塚野　倫子	元篠ノ井総合病院看護師長

表紙デザイン　神津宏昭

第6版まえがき

　看護過程は，看護実践に不可欠な思考です．またこの看護過程は，看護診断（看護診断概念）が教育や臨床で定着する中で，医療問題（または共同問題）や日常生活行動（ADL）の援助を判断する問題解決型思考（POS）と看護診断を判断する思考過程（看護診断過程）に分かれています．そのために最近では，大学だけでなく看護学校においても看護の哲学や倫理に関する看護理論と同様に看護過程，特に看護診断の思考過程の訓練をカリキュラムの中に導入しています．しかしながら，看護診断過程は学生たちだけでなく，それを教える指導者にも苦手意識を持たせることが少なくありません．それは決して看護診断過程や看護診断そのものに問題があるのではありません．

　むしろ，その指導方法や理解の仕方，また看護診断過程における学生の基礎知識（解剖生理，病態，看護問題など）の統合ができないことや，臨床経験の少なさにも苦手意識を増幅させる原因があるように思えます．そこで本書は，「看護診断過程とは何か」，また「看護診断とは何か」だけでなく，それらの学び方とそのポイントにも留意しながら具体的な例をおり交ぜて概説するように心がけました．

　本書の構成は，看護診断過程と看護診断に関する知識と思考の解説と，事例で学ぶ看護診断プロセスの2部構成になっています．

　Part 1の第1章では，保健師助産師看護師法（昭和23年制定，以下「保助看法」）上の看護師の責任の範囲と援助範囲について，また，第2章からは，看護理論の看護への貢献，看護過程と看護診断過程の構成要素，および問題解決型思考（POS）との関係について，図表を多く用いて解説しています．さらに，第2章では，看護診断過程の各段階の思考に用いる看護知識や理論，批判的思考（クリティカルシンキング）についても学生にわかりやすく説明しています．

　Part 2では，脳梗塞患者の実際の事例を用いて，看護診断過程の展開を，特に情報の解釈や分析について，ひと目でみられるように表を用いて詳しく示しています．

　また，Part 2の事例展開の項では，看護診断の最終判断に用いる統合の思考について，病態（病気や合併症などの機序）を学生に必要な知識と視点で「関連図」に描いています．そのことで，学生が看護診断間の関係と，また看護診断と看護問題，さらには看護診断と病態との関係がより明確にできると思います．また，病態や治療との関連において，看護診断や看護問題が生じることが必然的に理解できると考えております．

　今回の第6版では，Part 1の第1章に，保助看法上の看護師の責任の範囲と援助範囲を新しく加えましたが，その理由の一つは，看護過程（POS）や看護診断過程，看護診断に傾倒し過ぎて，保助看法を度外視しているように思えたからです．新しい概念や考え方が入ろうとも看護師の役割は，保助看法に定められた範囲を超えるものではないからです．

　看護診断過程や看護診断について初めて学習する方々は，ぜひこの本を学習の手引きとしてください．思考の訓練には，近道はありません．学生であるあなたは，教室の中で事例を展開するときも，また，実習で患者の援助法を導くときも，それまでに学習したあらゆる知識を投入しな

がら思考の訓練を重ねていきましょう．そうすれば，卒業時にはきっと看護診断過程や看護診断のイメージが持てるようになります．

　学習の続きは，看護専門職者となったのち，患者への援助の中でさらに熟達させていくものです．思考の熟達のコツは，「正しい知識と観察力，解釈力，分析力，判断力と根気」です．

　最後に，本書では，看護のアセスメントの枠（看護視点）に，ゴードン博士の推薦する「機能的健康パターン」を採用しています．これは，看護診断概念を臨床者の目から分類したものであること，日本の臨床に多く用いられていることからです．専門職者に必要な看護診断過程と看護診断の知識と技能を患者さんのために，また，これからの看護の発展のためにぜひ習得に努めてください．

2019年10月

江川　隆子

目　次

Part 1　看護過程の基礎　　*1*

第1章　看護職の法的根拠　　*3*

　Ⅰ．保健師助産師看護師法とは …………………………………*4*
　Ⅱ．保助看法上の看護師の責任と看護援助の範囲 …………*6*
　　1．看護師の看護援助の範囲　*6*
　　2．看護師の責任　*8*
　　3．成果・目標について　*9*
　　4．看護の定義について　*9*
　　5．医療問題について　*9*
　学習のポイント ……………………………………………………*11*

第2章　看護理論と看護診断過程　　*13*

　Ⅰ．看護理論の看護への功績 ……………………………………*14*
　　1．看護の視点　*14*
　　2．看護過程の明文化　*17*
　Ⅱ．看護過程と看護診断過程の構成要素 ……………………*20*
　　1．看護過程とは　*20*
　　2．看護過程とPOSの特徴と相違　*21*
　　3．看護診断過程とは　*22*
　　4．看護過程（総称）と看護診断過程の特徴と相違　*22*
　　5．看護師の思考過程とは　*24*
　Ⅲ．クリティカルシンキング ……………………………………*25*
　　1．看護過程と看護診断過程の真髄的思考　*25*
　　2．看護師に求められる能力とは　*25*
　　3．的確で根拠をもった臨床判断　*26*
　学習のポイント ……………………………………………………*28*

第3章　看護診断過程における観察　　*29*

　Ⅰ．看護診断過程における観察（アセスメント）とは …*30*
　　1．患者の反応　*31*
　　2．情報の種類　*31*

　　　　3．情報の確認　33
　　　　4．患者の「強み」　34
　　学習のポイント ……………………………………………… 36

第4章　アセスメントの枠組み　37

　Ⅰ．看護の視点と看護アセスメント ……………………… 38
　　　　1．情報の関連性　38
　　　　2．看護診断の診断指標と関連因子　38
　　　　3．看護診断分類法とアセスメント　39
　　　　4．機能的健康パターンとアセスメント　40
　　　　5．機能的健康パターン　42
　Ⅱ．機能的健康パターンの理論的背景 …………………… 48
　　　　1．健康知覚／健康管理パターン　48
　　　　2．栄養／代謝パターン　50
　　　　3．排泄パターン　50
　　　　4．活動／運動パターン　50
　　　　5．睡眠／休息パターン　51
　　　　6．認知／知覚パターン　52
　　　　7．自己知覚／自己概念パターン　52
　　　　8．役割／関係パターン　53
　　　　9．セクシュアリティ／生殖パターン　56
　　　　10．コーピング／ストレス耐性パターン　56
　　　　11．価値／信念パターン　57
　　学習のポイント ……………………………………………… 58

第5章　情報の整理・解釈・総合　59

　Ⅰ．情報の整理・解釈・総合 ……………………………… 60
　　　　1．アセスメントのタイプ　60
　　　　2．看護上の問題を明確にするための関連図　60
　　　　3．情報の整理　62
　　　　4．情報の解釈　62
　　　　5．情報の総合　62
　　学習のポイント ……………………………………………… 64

第6章　情報の分析　65

　Ⅰ．情報の分析 ……………………………………………… 66

1．どの看護診断か：分析①　66
　　　2．推論できる看護診断は何か：分析②　67
　　　3．どの推論が最も適合するか：分析③　68
　学習のポイント ……………………………………………………………… 69

第7章　問題の統合　71

　Ⅰ．問題の統合 ……………………………………………………………… 72
　　　1．関連図を用いて理解する　72
　　　2．説明理論・経験的根拠に基づき関連づける　73
　　　3．問題の統合の考え方　73
　学習のポイント ……………………………………………………………… 74

第8章　最終的な問題の照合　75

　Ⅰ．看護診断指標，関連因子との照合 ……………………………………… 76
　学習のポイント ……………………………………………………………… 76

第9章　看護診断　77

　Ⅰ．看護診断の開発 ………………………………………………………… 78
　　　1．インフォームドコンセントとしての看護診断　78
　　　2．看護診断の分類　78
　Ⅱ．看護診断分類の変遷 …………………………………………………… 80
　　　1．分類法Ⅰについて　80
　　　2．分類法Ⅱについて　82
　Ⅲ．看護診断の種類 ………………………………………………………… 87
　　　1．リスク・実在・ヘルスプロモーションで評価　87
　　　2．看護診断分類表　88
　Ⅳ．臨床で使えない看護診断とは ………………………………………… 89
　　　1．看護診断が困難なものもある　89
　　　2．安全／防御領域の看護診断に注意！　92
　Ⅴ．看護診断の記述法 ……………………………………………………… 94
　Ⅵ．看護診断の優先順位のつけ方 ………………………………………… 94
　　　1．患者の生理的状態が優先される　94
　　　2．統合をより多くした問題は優先性が高い　95
　学習のポイント ……………………………………………………………… 95

第10章　目標（成果）　97

Ⅰ．看護における「目標」の概念 …………………… 98
Ⅱ．看護診断に対する成果 …………………………… 98
　　1．目標記述の原則　98
　　2．看護診断と成果との関係　98
　　3．成果の表現方法について　102
　　4．成果の達成までの時間設定　102
学習のポイント ………………………………………… 103

第11章　計画の立案　105

Ⅰ．看護援助範囲の示すもの ………………………… 106
　　1．成果達成をめざして立案　106
　　2．看護援助範囲に対する考え方　106
　　3．最も効力がある看護治療を抽出　106
Ⅱ．看護計画の書き方 ………………………………… 109
　　1．誰もがわかるように簡潔に　109
学習のポイント ………………………………………… 109

第12章　看護計画の実施　111

Ⅰ．看護援助実施の準備 ……………………………… 112
Ⅱ．看護記録の書き方 ………………………………… 112
Ⅲ．看護診断に対する経過記録の書き方 …………… 113
　　1．アセスメント［A］の書き方　113
　　2．その他の記録　116
学習のポイント ………………………………………… 116

第13章　評　価　117

Ⅰ．「成果」の判定の基準になるもの ………………… 118
Ⅱ．「成果」の達成度とその後の対処 ………………… 118
Ⅲ．「看護診断過程」の終了と開始 …………………… 120
学習のポイント ………………………………………… 120

Part 2 事例展開にみる看護診断プロセスの実際 *121*

第1章 看護診断過程演習 *123*

Ⅰ. 事例で学ぶ看護診断プロセス …………………………… *124*
1. 事例紹介 *124*
2. 観察 *126*
3. 情報の整理・解釈・総合 *137*
4. 分析 *143*
5. 統合 *147*
6. 照合 *150*
7. 看護診断 *151*
8. 医療問題（共同問題） *152*

学習のポイント ……………………………………………… *152*

第2章 看護診断と期待される成果, 看護計画との関係 *153*

Ⅰ. 看護成果の設定と看護治療（介入）の選択 ………… *154*
1. 焦点をどこに当てるか *154*
2. 有効な治療プログラム *154*

学習のポイント ……………………………………………… *156*

付録：用語の解説 *158*

索引 *162*

Part 1
看護過程の基礎

● Part1の内容 ●

第 1 章　看護職の法的根拠
第 2 章　看護理論と看護診断過程
第 3 章　看護診断過程における観察
第 4 章　アセスメントの枠組み
第 5 章　情報の整理・解釈・総合
第 6 章　情報の分析
第 7 章　問題の統合
第 8 章　最終的な問題の照合
第 9 章　看護診断
第10章　目標（成果）
第11章　計画の立案
第12章　看護計画の実施
第13章　評価

看護職の法的根拠

1

● **本章の内容** ●

Ⅰ．保健師助産師看護師法とは
Ⅱ．保助看法上の看護師の責任と看護援助
　の範囲
　　1．看護師の看護援助の範囲
　　2．看護師の責任
　　3．成果・目標について
　　4．看護の定義について
　　5．医療問題について
学習のポイント

保健師助産師看護師法とは

　どの国にも，必ず専門職の職種の規定や業務の規定があります．日本の看護師の法律では，昭和23年に制定された保健師助産師看護師法（以下「保助看法」，表1.1）があります．この法律は，保健師，助産師，看護師の質の向上と，医療及び公衆衛生の普及向上を目的にしたものです．この法律は，部分的な改正はされていますが根本的なものは制定されてから変更はありません（改定平成13法153）．しかしながら，2006年に看護師の免許に関する第7条の変更がありました．以前は，看護師の国家試験に合格しなかったとしても，保健師あるいは助産師の国家試験に合格すれば，保健師あるいは助産師の免許を受け働くことが許されていました．しかし，2006年の改正後は，看護師国家試験に合格することが条件になりました．言い換えれば，看護師の免許がなければ保健師や助産師の国家試験に合格してもそれらの免許は与えられないということです．

　保助看法第5条には，「看護師とは，厚生労働大臣の免許を受けて，傷病者もしくはじょく婦に対する療養上の世話または診療の補助を行うことを業とする者をいう」と定められています．また第31条では，「看護師でないものは，第5条に規定する業をしてはならない」とされています．すなわち，療養上の世話と診療の補助業務は看護師の**業務独占**[*1]ということです．

　第37条では，保健師，助産師，看護師または准看護師は，医師または歯科医師の指示があった場合に「医療行為」ができるとされています．ただし，臨時応急手当の場合と助産師業務はこの限りでないとされています．すなわち，医師の指示なくして医療業務（すなわち診療の補助）をしてはならないが，臨時応急手当は，その限りでないと定められています．

　一方，現行法では，看護師の〈療養上の世話〉は「医療行為」に含まれるものではなく，保助

表1.1　保健師助産師看護師法 第5条，第31条，第37条

【看護師の定義】
第5条　この法律において「看護師」とは，厚生労働大臣の免許を受けて，傷病者もしくはじょく婦に対する療養上の世話または診療の補助を行うことを業とする者をいう．
【看護師業務の制限】
第31条　看護師でない者は，第5条に規定する業をしてはならない．ただし，医師法または歯科医師法（昭和23年法律第202号）の規定に基づいて行う場合は，この限りでない．
　　2　保健師及び助産師は，前項の規定にかかわらず，第5条に規定する業を行うことができる．
【医療行為の禁止】
第37条　保健師，助産師，看護師または准看護師は，主治の医師または歯科医師の指示があった場合を除くほか，診療機械を使用し，医薬品を授与し，医薬品について指示をしその他医師または歯科医師が行うのでなければ衛生上危害を生ずるおそれのある行為をしてはならない．ただし，臨時応急の手当をし，または助産師がへその緒を切り，浣腸を施しその他助産師の業務に当然に付随する行為をする場合は，この限りでない．

看法第5条上，医師が独占する業務の一部を委譲されたものであることから，これは看護師固有の独立業務と考えられます．言い換えれば，〈療養上の世話〉を行うか否か，あるいはどの程度，いつまで実施するかについて「医師の指示」はいらないということです．

図1.1は，医療スタッフの業務（医療業務を含む）分担に関する現行法の構造を示したものです．この図に示すように，〈診療の補助〉は看護師の業務独占であり，臨床検査技師，理学療法士，視能訓練士などは，それぞれの職種の「生業」をする専門家です．図1.2は現行法での各専門職の「医師の指示に基づく医療行為」について示したものです．ちなみに，これらの専門家の業務は，業務独占ではありませんが，専門家の名称に関しては**名称独占**[*2]です．

言い換えれば，彼らの実施する医療行為は，医師の指示であればすべて看護師が実施できるものです．こうした専門職者が存在しなかったときは，医師の指示により看護師が実施していたものです．すなわち，〈診療の補助〉とは，医師の指示により専門職者が実施できる「医療行為」です．

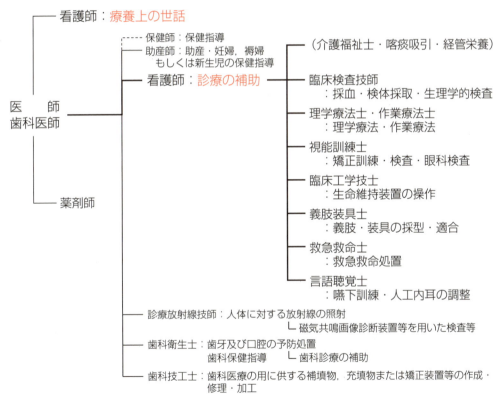

図1.1 医療スタッフの業務分担に関する現行法の構造

（平林勝政（2012）日本看護・社会・政策学会第24回研修会資料．p.12より転載）

[*1]安全や衛生の確保のため，資格を持ったものでなければその業務につけないというもの．
[*2]資格がなくてもその業務をすることは可能であるが，資格がなければその名称を名乗れないというもの．

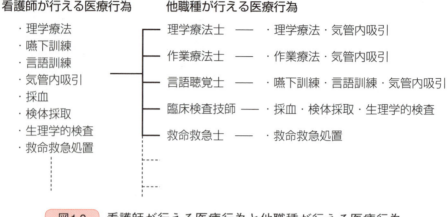

図1.2 看護師が行える医療行為と他職種が行える医療行為

II 保助看法上の看護師の責任と看護援助の範囲

1. 看護師の看護援助の範囲

　看護師の看護援助の範囲とは，医療問題に対する医療技術，看護診断での看護治療技術，ADLケアでのケア技術を用いた看護師が行う援助すべてを含む範囲です．

　保助看法上での看護師の業務範囲は，図1.1でも示したように〈診療の補助〉と〈療養上の世話〉の2つです．この看護援助の範囲を〈看護診断〉が開発される前と後でイメージしたものが図1.3です．図1.3にあるように看護の質の向上のために開発されている〈看護診断〉は，保助看法上では，医師の「医療行為」に含まれるものではなく，看護師が独自に看護師の援助を必要とする患者の状態を判断し看護治療（以下看護診断に対しては看護治療とする）するものです．したがって，法的には看護師の独立業務ですので〈療養上の世話〉に属するものと考えます．

　もう1つの〈療養上の世話〉は，もちろん，患者の日常生活活動の援助（以下ADLケアとする）です．これは，患者の病状や治療に合わせて患者のできない日常生活活動をケアするものです（図1.4）．

　一般的に，施設内での日常生活活動（activity of daily living，以下ADLとする）とは，図1.4で示したように身体可動，床上移動，移乗，歩行，入浴，摂食，更衣，排泄の8概念です．このADLに対するケアは，保助看法の第5条の〈療養上の世話〉で看護師の業務と規定されています．言い換えれば，これらの行為が病気や治療のために患者が1人で実施できないか，あるいは治療のために制限されている場合，看護師は独自にそのADLの内容，程度，そしてそのADLケアとケア期間などを判断して実施することができるというものです．学生が最初に学ぶADLケアは，ベッドメイキング，清拭・洗髪，歩行や移乗の補助，食事介助などの援助技術です．

1. 看護職の法的根拠

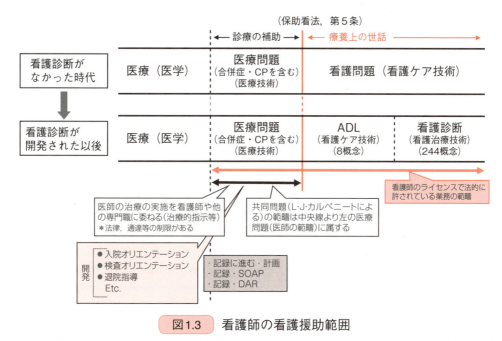

図1.3 看護師の看護援助範囲

（江川隆子編（2013）コンパクト新版 これなら使える看護診断：厳選NANDA-I看護診断83．p.2，医学書院をもとに作成）

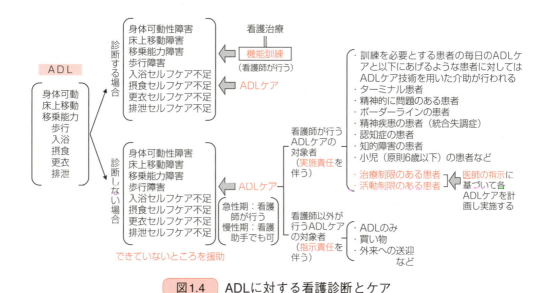

図1.4 ADLに対する看護診断とケア

（江川隆子編（2013）コンパクト新版 これなら使える看護診断：厳選NANDA-I看護診断83．p.102，医学書院より転載，一部改変）

2．看護師の責任

　医療・福祉の中で，特に医療の中での看護師の責任は〈診療の補助〉と〈療養上の世話〉です．その中で，看護診断は，看護師のアイデンティティを明確に示せるものの1つとして位置づけられるものです．つまり，看護診断とは，患者が必要とする援助を概念化したものであり，それに対して「医療行為」ではなく，開発された看護治療によって治すあるいは，その状態を軽減するというものであるからです．また，〈療養上の世話〉のもう1つのADLケアは，患者のADLを全面的に，あるいは部分的，あるいは見守り的にケアするものです．

　一方，第5条の〈診療の補助〉とは，保助看法の第37条で定められた「医療行為」を医師の指示によって，看護師が安全，かつ正確に実施するものです．図1.2に示したように，看護師は各職種の行う「医療行為」をすべてすることができるということです．ただし，機能訓練や言語や嚥下訓練など各職種の専門家が「業」としているものに対しては，看護師も特定の技術訓練をして技術を磨かなくてはなりません．そして，患者の生活の向上のために，特に機能訓練，言語訓

表1.2　看護師の援助範囲と看護の責任

（保助看法，第5条）

	医師	看護師		
		診療の補助	ADLケア	看護診断
	← 診療の補助 →		← 療養上の世話 →	
技術	医療技術	医療技術 治療援助[*3]	看護ケア技術 （ADLに対してのみ）	看護治療技術
成果	症状の軽減・消失		目標を設定（変化・改善を評価するものではない）	看護問題の改善
責任	・疾病に対する診断と治療を行う（実施責任） ・治療に関する観察・処置内容などを看護師に委譲する（指示責任） ①指示をした医師は成果責任をもつ	・医師の指示を正確に受けて，看護計画を立案し実施・報告する（観察，処置などの計画・実施内容に関しては医師の指示を受ける（実施責任） ①正確に指示を受ける ②適切に実施できる ③適時，正確に報告できる	・（活動制限など医師の指示がある場合には）医師の指示に合わせたケアを計画し実施する（実施責任） ・医師の指示による活動制限などがない場合は，看護師がケアの必要性を判断し，ADLケア計画を立案し目標を立て，実施する．また，看護助手等に指示を行う（指示・実施責任）	・看護師が看護診断の必要性を判断し，問題の軽減・改善のための看護治療を計画し実施する ＊判断 ＊看護治療の選択 ＊指示・実施 ＊成果 などの全責任をもつ

[*3]医師の指示に伴って行った看護師が行う援助を総称して治療援助としている（例：留置カテーテル管理，点滴管理，創傷管理など）．

練や嚥下訓練などは，看護師が積極的に他職種と協働して当たる必要があります．

次に，**表1.2**は，保助看法第5条に記されている診療の補助と療養上の世話について，看護師の援助範囲と看護技術，成果と責任について示したものです．特に注目してもらいたいのは，〈診療の補助〉における看護師の責任についてです．「医療行為」をする上での看護師の責任には，看護師として，正確に指示を受ける能力，安全かつ適切に医療行為を実施できる能力，適切に実施した医療行為の結果を正確に報告（記述も含む）できる能力が要求されます．皆さんが看護学に加えて，解剖生理学，病態生理学，心理学，薬学，栄養学など多岐にわたって学習している意味がここにもあります．

3．成果・目標について

成果・目標については，後の章でもっと詳しく述べますが，ここでは，医療問題（共同問題または合併症）と看護診断，ADLケアにおける成果と目標の違いについて簡単に説明します．

医療問題では「成果」とは，医療行為によって，その状態（症状）が軽減あるいは消失した「状態」になることを示します．したがって，法律上，医療問題の「成果」の立案は指示責任者である医師にあると考えられます．しかし，看護診断の「成果」とは，看護診断で判断された「状態」が，看護治療によって軽減あるいは改善した「状態」を示します．

一方，ADLケアについては，その状態を改善するといった視点ではなく，患者が1人でできない，あるいは，治療や病気のため医師の指示として，してはならないADLを，看護師がケアするものです．したがって，そのADLのケアは，看護師がいつまで続けるかを決めるものであるため，「成果」ではなく，いつまでという「目標」を立てるものとなります．

4．看護の定義について

もう1つ，われわれ看護師の権利や責任を明記しているものがあります．それは，日本看護協会から発信されている「看護の定義」です．この看護の定義は，先に述べた保助看法に基づいているものであり，また特に，日本看護協会も会員である国際看護師協会（ICN）やアメリカ看護師協会（ANA）の「看護の定義」の内容に影響を受けています（**表1.3**）．この表に示すように，日本看護協会の看護の定義は，日本の看護師の働く場所やどのような人に対して看護援助するのかが定義されています．

第2章からの看護診断過程や看護診断についての学習は，以上の「看護職の法的根拠」の上に成り立っていることを十分理解した上で学習を進めてください．

5．医療問題について

①看護診断は医療問題についてふれていない

医療問題は，保助看法第5条の〈診療の補助〉に位置づけされるものと考えます．すなわち，看護師が医師の指示に従って「医療行為」を実施するものです．

表1.3　看護の定義

ANA 看護とは，人間の健全な状態と能力を保護・推進・最大限にすることである．すなわち，病気や傷害を予防すること，人間の反応を判断し治療を通して苦痛を軽減すること，そして，個人，家族，コミュニティ，人々の養護をすることである． (American Nurses Association (2003) Nursing's Social Policy Statement: The Essence of the Profession. 2nd ed. 筆者訳)
ICN 看護とは，あらゆる場であらゆる年代の個人および家族，集団，コミュニティを対象に，対象がどのような健康状態であっても，独自にまたは他と協働して行われるケアの総体である．看護には，健康増進および疾病予防，病気や障害を有する人々あるいは死に臨む人々のケアが含まれる．また，アドボカシーや環境安全の促進，研究，教育，健康政策策定への参画，患者・保健医療システムのマネージメントへの参与も，看護が果たすべき重要な役割である． (「ICN看護の定義（簡約版）」日本看護協会訳，2002．https://www.nurse.or.jp/nursing/international/icn/document/definition/index.html．2011.11.13アクセス)
日本看護協会 看護とは，広義には，人々の生活の中で営まれるケア，すなわち家庭や近隣における乳幼児，傷病者，高齢者や虚弱者等への世話等を含むものをいう．狭義には，保健師助産師看護師法に定められるところに則り，免許交付を受けた看護職による，保健医療福祉のさまざまな場で行われる実践をいう． (「看護にかかわる主要な用語の解説　概念的定義・歴史的変遷・社会的文脈」日本看護協会，2007．https://www.nurse.or.jp/home/publication/pdf/guideline/yougokaisetu.pdf．2011.11.13アクセス)

　NANDA-Iでは，看護診断について解説していますが，医療問題に関してはふれていません．現在，わが国でも開発を進めている看護診断においても，医療問題について明記することはないと考えます．

　この医療問題に対する表記について，カルペニートは，著書の中で「二重焦点臨床実践モデル」[*3]として説明しました（L. J. Carpenito著，新道幸恵監訳（2008）看護診断マニュアル 第4版，医学書院参照），このモデルでは，疾病や治療に起因する潜在的合併症を共同問題とします．

②医療問題と思われる看護診断

　NANDA-Iの看護診断では，生理学的看護診断の部分で，その診断の状態（診断指標）の程度によっては，医療問題そのものではないかと思われるものがあります．例えばNDx：ガス交換障害，NDx：体液量過剰，NDx：心拍出量減少，NDx：血糖不安定リスク状態，NDx：新生児高ビリルビン血症，NDx：非効果的脳組織循環リスク状態，NDx：出血リスク状態，NDx：肝機能障害リスク状態，といった看護診断[*4]などです．

[*4]二重焦点臨床実践モデル：カルペニートは医学的診断共同問題，看護診断に分類し，それぞれの視点から「患者の問題」をどのようにとらえるかが課題であるとした．

[*5]NDx：看護診断を表す．Nは看護（nursing），Dxは医学用語の診断（diagnosis）の略字．

しかしながら，NANDA-Iでは，特にこれらの看護診断について，看護診断であるという以外にコメントはしていません．NANDA-Iの看護診断の定義では，看護師が患者の健康問題（実在，潜在的）を判断し，看護治療を計画し，それを実施するものであるとしています．このことから考えると，看護治療によって改善が望めない患者の状態を看護診断することは難しいのではないでしょうか．

③医療問題をいかに表現するか

ゴードン博士は，共同問題というより，それらは「医療問題（医療領域の診断）」と称するほうが妥当ではないかとコメントしています．その医療問題をどのように表現するか，それは，やはり，医療用語を活用し，さらに看護診断の中でも看護治療では効果が期待されない場合は，医療用語を用いて表現することもあると考えます．

学習のポイント

□保助看法第5条では，看護師の業務を〈診療の補助〉と〈療養上の世話〉と定義しています．
□保助看法第5条の看護師の業務に基づいて，診療の補助と療養上の世話（ADLケアと看護診断）には，それぞれにおける看護師の責任範囲があります．
□看護の業務に従事する看護師は，日本看護協会による看護の定義も大切です

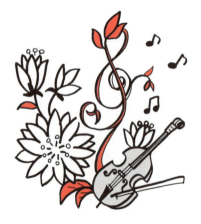

2 看護理論と看護診断過程

本章の内容

I. 看護理論の看護への功績
　1．看護の視点
　2．看護過程の明文化
II. 看護過程と看護診断過程の構成要素
　1．看護過程とは
　2．看護過程とPOSの特徴と相違
　3．看護診断過程とは
　4．看護過程（総称）と看護診断過程の特徴と相違
　5．看護師の思考過程とは
III. クリティカルシンキング
　1．看護過程と看護診断過程の真髄的思考
　2．看護師に求められる能力とは
　3．的確で根拠をもった臨床判断
学習のポイント

看護理論の看護への功績

　アメリカでは，1950年代から看護を他の学問と同様の学問的体系にするための努力がされてきました．看護の独自性や役割の独自性を明文化した看護理論や，モデルの発表はその1つの表れであったと考えます．そして，こうした看護理論の貢献によって，現在の看護学の理念や哲学，倫理，看護実践や教育等の基盤がつくられてきたのです．

1．看護の視点

①看護の視点，観察の枠組み

　専門家とよばれる人たちは，必ずその対象を観察する視点を持っています．看護師も専門家であるからには，看護の対象を観察する独自の視点を持たなければなりません．

　現在の看護では，対象を観察する視点を「看護の視点，観察の枠組み」と称して，看護実践での患者（クライエント）への観察の視点として用いています．

　看護の視点について，われわれが最初に注目したのがヴァージニア・ヘンダーソンの基本的看護の構成要素14です．その後，ドロセア・E・オレム，シスター・カリスタ・ロイなどの看護理論家による看護理論が紹介される中で，さらに「看護の視点」が注目されるようになりました（**表2.1**）．このような看護の視点は，フローレンス・ナイチンゲールから出発していると考えます．ナイチンゲールは著書の中で，「この覚え書は，看護の考え方の法則を述べて看護師が自分で看護を学べるようにしようとしたものではけっしてないし，ましてや看護師に看護することを教えるための手引書でもない．これは他人の健康について直接責任を負っている女性たちに，考え方のヒントを与えたいという，ただそれだけの目的で書かれたものである」と述べています（Nightingale, F.（1860），湯槇ますほか訳（2011）看護覚え書：看護であること 看護でないこと 改訳第7版，p.1，現代社）．

　表2.1に示した看護理論家たちの看護の視点は，1973年から開発されてきている看護診断の分類法にも影響を与えていると考えます．

②看護学メタパラダイム

　この看護の視点とは，それぞれの看護理論やモデルの推奨する看護学，つまり看護学のメタパラダイム（巨視的見方）の1つである「人間観」を基盤にしたものです．この看護視点の登場によって，われわれ看護専門家は，用いる理論によって多少の差があったとしても，対象への見方を一致させることが可能になったのです．

　このほかにも看護理論家たちは，「人間観」「健康」「社会」「看護概念や看護実践」といった看護学のメタパラダイムを明文化しています．しかしながら，すべての看護理論やモデルがこれらの4つの概念を明示しているわけでもありません．表2.2は，日本でも著名な理論家たちが論説している「人間」「環境」「健康」および「看護の目標と看護活動」について示したものです．

表2.1 主な理論家の看護の視点

理論家	視点	
シスター・カリスタ・ロイ (1939-)	1. 生理的様式 ・酸素化（呼吸） ・栄養 ・排泄 ・活動と休息 ・防衛（外皮の感染・外傷・温度変化）	2. 自己概念様式 3. 役割機能様式 4. 相互依存様式
ドロセア・E・オレム (1914-2007)	1. 普遍的セルフケア要件 ・十分な空気 ・十分な水 ・十分な食物 ・排泄 ・活動と休息 ・孤独と社会的相互作用 ・危険の予防（生命・機能・安寧） ・正常性の促進	2. 発達的セルフケア要件 ・誕生を含めた，胎児期　・新生児期 ・乳幼児期 ・小児期と青年期 ・成人期 ・青年期，成人期における妊娠 3. 健康逸脱に対するセルフケア要件 ・遺伝的，体質的欠陥 ・人間の構造と機能の欠陥，能力の低下 ・医学的診断，治療方法の影響
ヴァージニア・ヘンダーソン (1897-1996)	1. 正常に呼吸する 2. 適切に飲食する 3. 身体の老廃物を排泄する 4. 体を動かし，よい姿勢を保持する 5. 睡眠と休息をとる 6. 適切な衣類を選び着脱する 7. 体温を正常範囲内に維持する 8. 身体を清潔に保ち，身だしなみを整え，皮膚を保護する	9. 環境の危険を避け他人を障害しないようにする 10. 他者に意思を伝達し，自分の欲求や気持ちを表現する 11. 自分の信仰に従って行動する 12. 達成感をもたらすような活動・仕事をする 13. レクリェーション活動に参加する 14. 健康に導くような学習をするのを助ける
フローレンス・ナイチンゲール (1820-1910)	1. 換気と保温 2. 住居の健康 3. 小管理 4. 物音 5. 変化 6. 食事	7. 食事の選択 8. ベッドと寝具類 9. 陽光 10. 部屋と壁の清潔 11. からだの清潔

参考文献：
　ロイ（1976）ロイ看護論：適応モデル
　オレム（1971）オレム看護論
　ヘンダーソン（1955）看護の原理と実際，（1960）看護の基本となるもの
　ナイチンゲール（1860）看護覚え書

表2.2　7人の看護理論家の看護の視点

	人間	環境	健康	看護の目標と看護活動
ペプロウ	満足と対人関係の安定性，接触を追求して発達していく存在	文化的・社会的文脈	建設的・生産的な個人や地域社会の生活に向かって人格やその他の前向きの人間過程が前進的に動くことを表す言語的象徴	4つの段階をもつ重要な治療的人間関係を通じて人格やその他の人間過程を開発
ジョンソン	7つのサブシステム（親和，依存，摂取，排泄，性，攻撃，達成）からなる行動システム	保護，養育，刺激というシステムの機能的要件を与える物や出来事，状況	効率的・効果的行動機能を示す行動システムの平衡と安定	個人の最大可能性をめざして行動システムのバランスとダイナミックな安定性を回復，維持，達成する．行動の不安定性をアセスメントし，行動を刺激，保護，制限，防御，抑制，促進することによってそれを行う
オレム	普遍的・発達的・健康逸脱セルフケア要件をもち，セルフケア能力が異なる個人	セルフケア要件と基礎的条件因子に関係する物理的・化学的・生物学的・社会的条件	治療的な性質の継続的セルフケアを必要とする発達した人間の構造や身体的・精神的機能の健全さや全体性を特徴とする人間の状態	患者が自分自身と依存的他者のセルフケア要件を充足できるよう援助する．患者が治療的セルフケアを達成し，ケア要件を実施・管理でき，自立的セルフケアに向かえるよう援助する
ロジャーズ	部分の知識では予見できない全体に特有なパターンや構成，特徴や行動によって確認される，統合的な多次元の負のエントロピー特性をもつエネルギーの場	パターンと構成，人間の場との統合によって確認される単純化しにくい多次元のエネルギーの場	相互に高め合い，そして生命の可能性を最大に表現するエネルギー交換の周期的なパターン	主として非侵襲的な形のパターン化の方向づけや再方向づけによって人間と環境のエネルギーの場の統合性を強化する
ロイ	4つの適応様式（生理的・物理的，自己概念・集団アイデンティティ，役割機能，相互依存）への適応を維持するために活動する認知器・調節器システムをもつ適応システム	個人と集団の発達や行動を取り囲み，影響をおよぼすあらゆる条件や状況，影響．人間と地球資源の相互性をとくに考慮する	人と環境の相互性を反映する統合された，全体としての人間であり，またそうなるためのプロセス	4つの適応様式で個人と集団の適応を促進するために，健康や生命の質，尊厳をもつ死への貢献，行動と適応能力に影響をおよぼす因子のアセスメントと，その能力の拡張や環境との相互作用を高めるように介入する
ニューマン	1つの統合体の過程として構成と解体の変化の程度によって拡張したり動いたりする意識	すべてのものの基盤や基礎となる隠された秩序，すなわち見ることができない多次元のパターンと，全体的パターンの仮の発現として周期的に起こる開かれた秩序や実体	意識の拡張，全体のパターン，疾病と非疾病の両方を含む，人間と環境の基本的パターンを示すものと考えられる	個人的変化や共同の意識形成を経たパターン認識と意識の拡張
レイニンガー	個々人の思考や意思決定，パターン化された行為を導く価値観や信念，規範，生活様式を学び，分かち合い，伝える文化的コンテクストにいる人間	特定の物理的・生態学的・社会政治的・文化的な場において人間の表現，解釈，社会的相互作用に意味を与える事象，状況，および具体的経験の総体のコンテクスト	文化的に定義され，価値づけられ，慣習化された安寧の状態．それは文化的に表現された有用でパターン化された生活様式のなかで日常的役割行動を実施する個人や集団の能力を反映する	個人や集団が文化的ケアの保持や維持，調整や取り引き，および再パターン化や再構成を使って安寧を維持し，回復するのを援助し，支持し，促進し，能力を与えるためにヒューマンケアの現象と活動に焦点を当てる

（Roy, C., Andrews, H. 著，松木光子監訳（2002）ザ・ロイ適応看護モデル，p.12～13，医学書院より転載．Roy, Sister Callista, Andrews, Heather A., The Roy Adaptation Model, 2nd ed. ©1998, p.12～13. Reprinted by permission of Pearson Education, Inc., Upper Saddle River, NJ.）

2. 看護過程の明文化

①直接的な原因，間接的な原因

看護理論のもう1つの功績は，看護実践に必要な思考過程，すなわち「看護過程」を明文化したことです．図2.1は，オーランド，ロイ，オレムらの推奨しているそれぞれの「看護過程」を示したものです．

ロイの適応モデルは，現在の看護界で同意されている5段階の看護過程に類似しています．特に，分析過程での焦点刺激（直接的な原因）や関連刺激（間接的な原因）の探索は，看護過程のアセスメントでの課題である「分析」と一致する部分です．

看護過程	【アンダ・J・オーランド】	【シスター・カリスタ・ロイ】	【ドロセア・E・オレム】
アセスメント	患者の言動：アセスメントの視点は，患者の言語的，非言語的な表現のすべてである ●患者の表現のすべては，患者のニードと関係する	第1アセスメント 各適応様式におけるクライエントの行動について観察 第2アセスメント 適応レベルの決定に関連している焦点・関連，残存刺激について観察	状況を評価すること ケアが必要なのかを明らかにすることに焦点をおく；生活歴・ライフスタイル・医師の見解や患者本人の意見も考慮する
看護診断	ナースの反応：ある場面の患者の行動に対するナース自身の反応を分析・判断し，患者のニードを明確にする ●そのナースの専門的な反応か，あるいはナース自身の個人的な反応かを明確にする	問題の確認 最も関連のある影響因子とともに適応・不適応行動を要約・表示する	治療的セルフケア・デマンドとセルフケア・エージェンシーに関連する；援助なしには食事することができない．明らかになっているセルフケア不足については別なセルフケアの方法を学習することができない
計画	ナースの行為：患者のニードを満たすための援助．その援助は患者とナースとの話し合いで行われる援助の評価・修正 ●熟慮した行為を重視する ●患者の行動の変化によって，援助の効果をはかる	目標 期待する行動・成果	食事・歩行など，日常活動のなかで不足しているセルフケア能力を向上させるための看護システムを開発することに焦点をおく．以前の自立した生活スタイルなど，患者の長所を明らかにする
実施		介入（実施） 刺激をコントロールすることによって，適応を促進させる援助行為	セルフケアを行う；自分で食事する方法や歩くために歩行器の使用法を学ぶ（支持・教育システム），彼女が自分で食事できるようになるまで援助する（一部代償看護システム）
評価		評価 適応行動の変化に基づき援助行為の有効性を判断し，修正する	セルフケア行動に関して向上した点をモニタすること．必要に応じて調整や忠告を行うことに関連する

図2.1　オーランド，ロイ，オレムの推奨する看護過程の例

このように理論の発表された年代によって，看護活動（援助活動）を導こうとする目的が同じでも，看護過程の段階やそれぞれの段階のとらえ方が多少異なっています．特に初期のものには，看護過程と題して述べているものは多くありません．これはその時代に「看護過程」という概念が明確にされていなかったからといえます．

また，この看護過程には，1973年から開発が進められた看護診断概念についても，示唆はあっても概念は明確にされていませんでした．だからこそ，看護診断の章で述べますが，こうした理論家や実践家たちが北米看護診断協会（現在のNANDA-I）を創設し，看護診断概念の開発を始めたのです．言い換えれば，日本の保助看法第5条に当てはめると，この時代の看護過程の臨床判断は，〈診療の補助〉と〈療養上の世話〉に関するものと，これらに影響する患者の身体的，心理的，社会的問題に関するものであったと推論できます．

しかしながら，このような看護過程の段階を経て，看護診断が教育や看護実践で活用されるに至って，従来の看護過程と看護診断に対応する思考過程（以下看護診断過程とする）とは，区分する必要性が生じたのです．

②看護実践における活用

現在では，こうした看護理論やモデルが推奨した看護過程は，看護実践のための科学的な思考として，看護実践で活用されています．また，教育においても看護過程は1つの重要な学問として重要視されており，その科学性の検証も進められています．

③看護理論に含まれる中範囲理論・小範囲理論

それぞれの看護理論は，数多くの中範囲理論・小範囲理論を用いてそれぞれの看護理論家の看護の哲学や看護観が展開されています．われわれは，そうした看護理論について，「ロイは適応理論を中心においている」「オレムの理論はセルフケア理論を軸にしている」「ヘンダーソンの理論はニード論を軸においている」と語ることがあります．すなわち，看護理論の構築には，そうした特徴的な中範囲理論だけでなく，数多くの中範囲理論・小範囲理論が用いられています．**表2.3**は，理論の分類ですが，ここに示した看護診断の基礎となる中範囲理論・小範囲理論は，上記のそれぞれの看護理論に含まれているであろう中範囲理論・小範囲理論です．

2. 看護理論と看護診断過程

表2.3 理論の分類

	領域（看護で学ぶ範囲）	特　徴	中範囲理論と小範囲理論の関係	看護診断
自然科学的理論	数学，物理学化学，天文学，工学，など（医学，薬学，栄養学，生物学など）	・測定，定量化が可能，再現性がある ・100％法則性（メカニズム）が説明できる	・中範囲理論 　浮腫の発生機序 　痛みの機序 ・小範囲理論 　乳房切除術（リンパ郭清）後の上腕の浮腫の発生機序 　長期血液透析患者の刺入部痛の機序	・生理（身体）学的なもの 　＊体液量過剰 　＊歩行障害 　他の自然科学的理論を用いた看護診断 　＊栄養摂取消費バランス異常：必要量以下 　＊便秘 など
非自然科学的理論	宗教学，社会学，人文学，心理学，哲学，など（看護学，心理学，社会学，哲学，など）	・検証しにくい，再現性が低い ・反証不可能な説・理論が多い ・50％程度の根拠の説明しかできない	・中範囲理論 　不安の理論 　ストレス/コーピング理論 ・小範囲理論 　キューブラー＝ロスの死の受容過程 　愛着理論	・社会/心理学的なもの 　＊不安 　＊死の不安 　他の非自然科学的理論を用いた看護診断 　＊非効果的自己健康管理 　＊リスク傾斜健康行動 　＊悲嘆 　＊介護者役割緊張など

看護過程と看護診断過程の構成要素

1. 看護過程とは

　看護過程は，1982年に発行された「看護理論集：看護過程に焦点をあてて」（南裕子訳，日本看護協会出版会）によって，日本の教育や臨床に浸透し始めたと考えます．この著書の中には，「看護師は患者をアセスメントし，診断する」とはありますが，看護診断概念（看護診断）は登場しておりません．

　看護過程とは，看護師が看護実践（活動）するために用いる思考過程として，「看護理論」から抽出した思考過程を「看護過程」と称したものです．

　この思考過程は，すべての人間が生活するうえで用いている問題解決型思考を基盤にしています．通常，医療の世界ではこの思考をPOS（Problem Oriented System）と称しています．

　以下，看護過程とPOSを比較しながらその特徴を述べていきます．

　看護過程には，図2.2に示したように，①アセスメント（観察・解釈・判断），②看護上の問題を明らかにする（ADLケアの判断），③目標の設定（看護師が援助の期間を設定），④看護計画立案（ADLケアの内容や援助の程度を決定），⑤実施，⑥評価の6つの段階があります．

　一方，その基盤思考であるPOSは，①観察する，②問題を明らかにする，③計画する，④実施する，の4段階に分けられています．

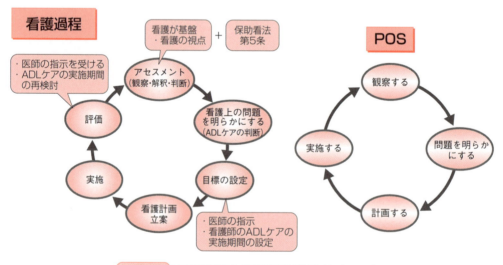

図2.2　看護過程と問題解決型思考（POS）

2．看護過程とPOSの特徴と相違

①観察

　看護師は，看護理論の倫理や哲学をもとに，また保助看法第5条に基づいて，対象者の病気の状態や治療状況・医師のオーダーなど，それらに伴うADLの制限や，してはならないADLについて，さらにはそれらに影響する対象者の身体的・心理的・社会的状況を観察し，アセスメント（assessment）したうえで，看護上の問題を判断し，患者が必要とする援助を実施します．その観察には，「看護診断」が登場するまでは，看護理論家たちの「看護の視点」が観察用紙に，また病院独自で観察用紙などがつくられてそれらが用いられていました．

　一方，一般の人たちが用いるPOS（問題解決型思考）には，観察の決まりはありません．したがって，どのような観察をするかは個々によって異なり，個々の経験によって，同じ問題について考えるときにも，観察の視点や内容は前回と同じとは限らず，多種多様な視点があります．

②看護上の問題を明らかにする

　思考の2段階である看護上の問題は，看護過程では，対象者の病気の状態や治療状況，医師から看護師に出されたオーダーの内容，対象者を観察することなどによって判断するものです．また，病気や治療に伴うADLの制限やしてはならないADLについての判断，さらにはそれらに影響する対象者の身体的・心理的・社会的状況についての判断です．

　他の分野では，例えば，医師なら病態から病名を「肝硬変」と判断し，刑事なら現場の状況からその犯行が「強盗」であると判断し，自動車の専門家であれば交通事故の状況からその原因を「車の欠陥」と判断することです．

　つまり，「看護上の問題に対する」判断の部分は，それぞれの専門分野の責任範囲や役割を明確にするところであり，それぞれの専門家の「援助やADLケア」を示唆するものです．

　判断する対象が違えば，専門分野によって用いる「専門技術」があります．看護では，看護診断概念が浸透していなかったときの看護援助の中心は，〈診療の補助〉と〈療養上の世話〉であり，総称して「医療技術」と「援助技術（ADLケアが中心）」であったと思います．

③目標・計画

　この③目標・計画と，④実施・評価は，第1章の表1.2を参考にしながら読み進めてください．

　看護過程の3・4段階は，前段階で判断されたADLに対する看護目標とその援助の程度を決定します．つまり，ADLケアは，例えば「医師の安静指示」に従って看護師が対象者のできる範囲や対象者の想いを加味した上で，ADLケアの内容や援助の程度（全面介助あるいは，部分介助など），および期間を決定するものです．従って，目標は，看護師が医師の安静指示等によってその援助の期間を設定するものであり，〈主語〉は看護師です．

　目標例：（看護師は）5月15日まで排泄行為を部分的に援助する．

　一方，他の分野もまた，一般の人も，それぞれの専門での考え方に沿って目標や援助を考えると思います．

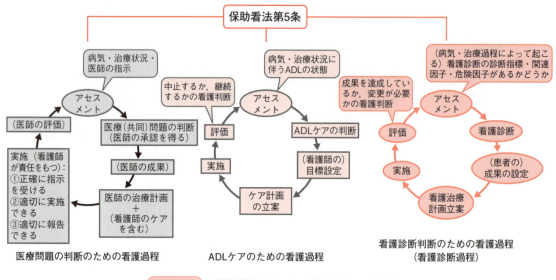

図2.3 看護過程（3つの看護過程の総称）

④実施・評価

　看護援助の基本は，安全で適切でかつ効率的（患者のエネルギーを損失することなく，対象者の生命力を発揮できるように）に援助することです．ADLケアにおいても同様な考えで実施します．しかしながら，このADLケアにおいては，ADLの向上や改善を意図していません．もちろん，専門家の看護師がADLを援助するからには少なからず向上するはずです．

　そこで，このADLケアに対する評価は，援助の期間を目標の期間で終了するか，あるいは延長するか，はたまた援助の程度を変更するかです．

　一方，他の分野もまた，一般のPOSの思考では，それぞれの考え方で実施や評価がされると思います．

3. 看護診断過程とは

　看護診断過程とは，看護上の問題の中でも「看護診断」を判断し，援助するための思考過程です．したがって，この書では，医療問題（共同問題）の看護過程，ADLケアの看護過程と看護診断過程を区分しています．図2.3は，この3つの思考過程を図で表したものです．

4. 看護過程（総称）と看護診断過程の特徴と相違

①アセスメント

　看護診断過程におけるアセスメント（観察・分析・判断）とは，対象者に「看護診断」に該当する状態が在在するか否かをアセスメントすることです．したがって，看護師は，疾病や症状，

治療，その経過において現れやすい看護診断について，またそれぞれの看護診断の診断指標（症状または状態）と関連因子，危険因子（リスク因子）について，さらにはその看護診断に対する看護治療についての知識が要求されます．もちろん，看護過程をする看護師も看護診断過程をする看護師も，看護理論の知識や哲学・倫理などの幅広い知識が必要となります．

看護診断過程のアセスメント（assessment）は，看護診断過程において科学的根拠をもって「分析」をすることです．具体的には，推論した看護診断名に関して，アセスメントしたデータをその看護診断の診断指標や関連因子，または危険因子と照合し，看護診断名を確定ししていくというものです．ここでいう「科学的根拠」の「科学」とは，自然科学のような「科学」ではありません．正確性・信頼性の高い裏付けによって分析するということです．

この看護診断過程の分析手法は，訓練をしても100％正しい結果を導き出すことはできません．しかし，その確率を上げていくことは可能だと考えます．

一方，看護過程は，対象者の病気の状態や治療状況，医師の安静指示に伴うADLの状態についてアセスメント（観察・解釈・判断）し，対象者のADLを援助する内容や期間などを判断するものです．

②成果−目標

看護診断過程において看護診断に対する看護治療目標の設定は，医師の治療と同じように患者のもっている症状や原因（看護診断では診断指標，関連因子，危険因子）をどのような程度までに改善あるいは消失させるかという考え方で設定します．例えば，「患者の右足のMMT（徒手筋力テスト）が2〜4に2週間以内に向上する」といった表現になります．

一方，看護過程における医療問題やADLケアに対する目標の設定は，医師の指示で決まるものですが，ADLのケアは，例えば「看護師がこの患者の排泄のセルフケアを全面的に，安静が解けるまで実施する」と表現するものです．

③援助技術

第1章Ⅱ-2.看護師の責任のところでも少しふれましたが，看護診断に対する援助技術は，医師の疾病に対する治療と同じように看護治療技術です．もちろんこの看護治療は，医師法，歯科医師法および薬機法に抵触するものではなく，それ以外の方法で看護診断された状態や関連因子，危険因子を改善あるいは軽減する技術です．しかしながら，現在すでに（NANDA-Iの推奨する）240以上の看護診断の開発はされているものの，それらに対する看護治療の開発は皆無に等しい状態です[1]．今後，この領域の看護研究が急務であると考えます．

一方，看護過程における援助技術は，前項「看護過程とPOSの特徴と相違」で述べたように，大きくは医療技術とADLケアが中心の援助技術です．

---

[1]江川隆子（2016）これなら使える看護介入 第2版：厳選47 NANDA-I看護診断への看護介入．医学書院を参照．

5. 看護師の思考過程とは

看護師の思考過程とは，と聞かれると，やはり「保助看法第5条」が基本にあると考えて，この章ではそれぞれの看護師が行うであろう「思考」について比較を交えて述べてきました．

ここでは，それぞれの「思考」を図2.4のようにして説明を加えました．そうすることで看護師が臨床上で主に「思考」している意味が解ると考えます．また，それぞれの思考にどのような知識が使われるかもわかりやすいと考えます．

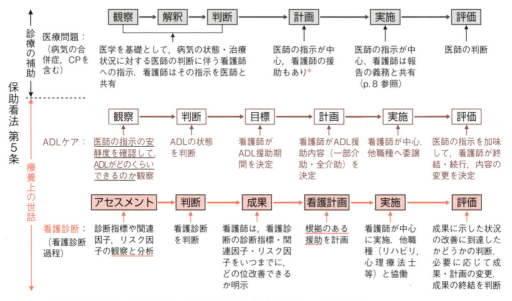

＊医療問題の計画は，今症状に表れている状態を問題にするか否かによって違いがある．

図2.4　看護過程の考え方（看護師の思考過程）

クリティカルシンキング

1. 看護過程と看護診断過程の真髄的思考

①論理的推論の核

　看護過程と看護診断過程は，前述のように看護実践を科学的に行うための思考プロセスです．批判的思考（クリティカルシンキング：critical thinking）は，この両看護思考過程の真髄的思考であるとされています．

　本項では，ミネソタ大学のドンナ・ブリュワー（Donna J.Brauer）博士[*1]が第3回日本看護診断学会（近田敦子会長）で，『クリティカルシンキングと看護過程』と題した講演で紹介された**ハンターとロップス（Hunter and Lops）**[*2]らのモデルを紹介します．

　図2.5にあるように，このモデルの真髄は「思考の要素」であり，クリティカルシンキングのための論理的推論の核になります．この要素は，データの収集や解釈，仮説の検証や結果の生成を示唆し，目標志向あるいは目的達成のための活動を導く思考であると位置づけられています．

②看護過程と看護診断過程の思考目的

　看護過程には，医療問題とADLケアに関する「観察（アセスメント）」「判断」「目標の設定」「実施」，そして，医師の決定を仰ぐ目標の評価とADLケアの延長か中止かを決める評価のための思考段階があります．

　一方，看護診断過程の思考には，看護診断をするための「アセスメント」の思考段階とそれを分析するための思考の段階があり，また，「看護診断を判断する」思考とその状態をどの程度までに軽減させるかの「成果設定」の段階，そして，「看護治療の決定とその計画」の段階，「実施」と成果にどれだけ近づけたかの判断のための「評価」の段階があります．

2. 看護師に求められる能力とは

①推論の能力

　「推論の能力」や「心理的特性」「推論の形態」は，想起したクリティカルシンキングを的確に遂行するために看護師が持ち合わせるべき能力をさしています（図2.5）．

[*1]ドンナ・ブリュワー（Donna J.Brauer）博士：1997年第3回日本看護診断学会の招聘講演者で，その当時は，ミネソタ大学教授．講演テーマは「クリティカルシンキングと看護過程」で，その講演の中で，ハンターとロップス（Hunter and Lops）のモデルを紹介した．

[*2]ハンターとロップス（Hunter and Lops）：Paul, R.のクリティカルシンキングモデルを基に本書にあるようなクリティカルシンキングの概念図を構築した人たちである．

（注）：Paul, R.：What, then, is, critical thinkingと題して，8回と9回の国際クリティカルシンキング教育学会で発表したものをまとめたものである．

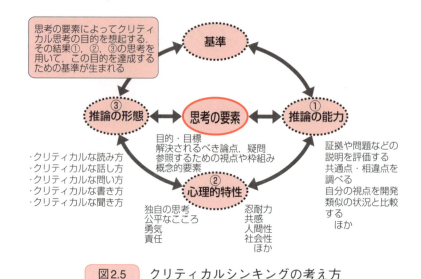

図2.5 クリティカルシンキングの考え方

(Donna J. Brauer著, 江川隆子訳 (1998) クリティカルシンキングと看護過程, 看護診断, 3(1), p.44より転載, 一部改変)

推論の能力（解釈や論証の説明, 共通点や相違点を調べる, 類似の状況を比較するなど）は, 看護過程の全過程で用いられる判断（臨床判断）に不可欠な能力です. すなわち, この推論能力によって, それぞれの判断の証拠を説明しようとするのです. そして, この「推論の能力」をスムーズにさせるのが推論の形態であり, クリティカルな読み方や接し方, 話し方, 問い方などができる能力なのです.

②心理的特性

また, 心理的特性である「**公平さや謙虚さ, あるいは責任感や勇気**など」は, クリティカルシンキングがより論理的で系統的なプロセスであるために看護師がもつべき能力であるとされています. そして, クリティカルシンキングの「基準」は**表2.4**に示すようなものであり,「思考の要素」によって想起され「推論の形態」や「推論の能力」「心理的特性」と相互作用しながら創成されると考えられています.

3. 的確で根拠をもった臨床判断

上記のような能力をもつことによって, 看護師はそれぞれの目的に対して科学的な方法で, より的確に, そして根拠をもって**臨床判断**をすることができるのです.

以上のように, クリティカルシンキングは看護師の推論から出発する看護過程と看護診断過程の随所で活用されていることが理解できるでしょう. **表2.4**は, このモデルでの「思考の要素」を看護過程と看護診断過程において比較をしたものです.

しかし, クリティカルシンキングだけでは, この両思考過程において, 看護師が適切な情報を収集したり, 根拠に基づいて判断や診断をしたり, それぞれの判断に基づいて, 目標の設定や成

果の設定を立案することはできません．

　看護師が的確な臨床判断をできるようになるためには，第1章で述べた保助看法や看護理論を含め，解剖整理，病態生理，薬学などの幅広い学習が必要です．そのうえで，看護学の学習がなされるべきです．その中には，もちろん，看護診断や心理・社会的な理論の学習，看護治療に関する研究，コミュニケーション等々多岐に渡る学習が必要です．

表2.4　看護過程と看護診断過程における思考の要素

	思考の要素		基準例
	看護過程	看護診断過程	
観察	・医療問題 ・ADLケアの問題	・看護診断に関する診断指標・関連因子，危険因子に関するアセスメント	Oデータか，Sデータか 過去のものか，現在のものか 身体的なものか，精神的なものか 問題になるか，ならないか
診断（判断）	・医療問題の判断 ・ADLケアの判断	・診断するかしないかの判断	正常範囲か 診断指標はあるか 関連因子/危険因子はあるか 看護援助の範囲か
目標（成果）	・目標を立てる	・成果を設定する	看護介入（治療）を決める 看護治療の実施期間を決める（病状と因子を取る）
計画	・医療問題に対する計画 ・ADLに対する計画	看護診断に対する計画	観察するものは何か 症状に基づいて看護介入（治療）援助を考える 指導する内容は何か（誰が，いつ，どこで，何を，何のために，どうやって（5W1H）
実施	・医療問題に対する治療援助 ・ADLケアの実施	看護治療の実施	計画通りに実施できるか，患者の体力はあるか，手順はあっているか，など
評価	・共同問題に対する医師の指示の確認 ・ADLケアの継続か中止か	成果に対する達成度を評価する	成果に対して，原因・症状の変化，改善か否かを判断する

学習のポイント

☐看護過程は，看護実践に用いる科学的思考です．その思考は，POS（問題解決型思考）を基盤としています．
☐現在の看護過程は，観察，看護診断，成果および計画の立案，実施，評価の5段階の標準化された思考です．
☐クリティカルシンキングは看護師が持つべき重要な能力であり，看護過程を強化するためにもその思考訓練が大切です．

3 看護診断過程における観察

本章の内容

I. 看護診断過程における観察（アセスメント）とは
  1. 患者の反応
  2. 情報の種類
  3. 情報の確認
  4. 患者の「強み」

学習のポイント

看護診断過程における観察（アセスメント）とは

　第2章で述べたように，本書では，問題解決型思考（POS）を基盤に，看護師の看護実践における思考を「看護過程」と「看護診断過程」の2つに分けて思考の流れを解説しています．この章からは，看護師のアイデンティティや，看護の専門性を高めるための「看護診断」とその思考過程である「看護診断過程」に軸をおいて解説をします．しかしながら，忘れないで欲しいのは，先の章で繰り返し述べた看護過程の思考やその思考のもとに判断される〈診療の補助〉と〈療養上の世話であるADLケア〉が患者にとって最重要課題であり，看護援助の両輪であるということです．

　看護診断過程の観察（アセスメント）とは，患者の疾病やその治療の経過を把握したうえで，その患者に何らかの「看護診断」の症状や状況があるか否か判断するために看護師が行うものです．その観察の内容は，看護師が推論した「看護診断」の診断指標（症状/徴候）や関連因子（または状況因子・影響因子），危険因子などです．

　この観察には，患者に尋ねたり，また家族や友人に尋ねることもあります．また，患者をチームで援助していることから，周りの看護師，特に夜勤の看護師から，さらには，場合によっては，

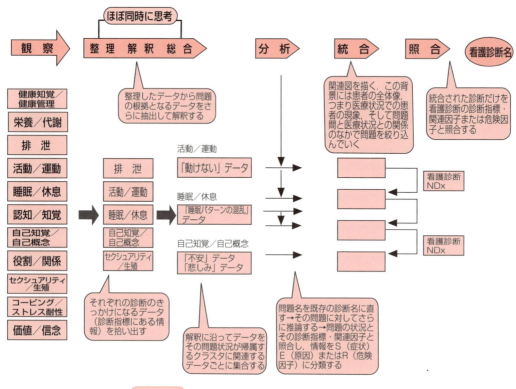

図3.1　看護診断思考プロセスのステップ

ADLケアを分担した介護福祉士やナースエイドからも観察した状態を聞きます．観察には，患者や家族とのコミュニケーション，問診，フィジカルアセスメント技術で得られる身体の情報などが含まれます．

　ここでもう一つ忘れてはならないことは，この看護診断過程の観察が始まる時点では，すでに「看護過程の思考」で，〈診療の補助のための医療問題（あるいは，共同問題や合併症）〉や〈療養上の世話であるADLケア〉が確認されて，実施計画が立てられているということです（看護師の頭の中で，あるいはすでに看護記録の上に書かれています）．

1．患者の反応

　われわれ看護師が「看護診断過程」で重要視する「患者（クライエント）の反応」とは，患者の病気や治療の経過に伴う身体的・精神的・社会的な変化に対する反応のことで，病気の症状や合併症，副作用のことではありません．その医療状況の中で患者に援助が必要だと推論される反応，言い換えれば，患者が求める援助，つまり「NANDA-I看護診断」の診断指標や関連因子，危険因子などに示されている患者の状態です．患者の反応の中には，看護診断をした結果抽出された日常生活活動（ADL）の障害が含まれることもあります．

　この「看護診断」については，次の章で詳しく解説しますが，NANDA-I（NANDA International）が開発したものです．近い将来，わが国でも，日本看護診断学会から日本で活用しやすい「看護診断概念」が発信されると考えます．

2．情報の種類

　収集される情報には，大きく分けて主観データと客観データの2種類があります．

①主観データ（Sデータ：subjective data）

　主観データとは，患者や家族からの訴えによる情報をさします．看護記録などではこの主観データをSの略語で示しています．1記載例をあげます．

「S：朝，4時ごろから痛みが，右側腹部に集中しています」
「S：体重が3か月で5kg減りました」
「S：夫は，苦しんでいても誰にも話さない性格です」

　このほかにも，これらの訴えを［S］と表記せずに「　」で，患者は検温時に「朝の4時ごろから，右足が痛く椅子に座っていた」と言っていた，などと記載することもあります．

②客観データ（Oデータ：objective data）

　一方，客観データとは，看護師の観察による患者の状態をさします．たとえば，患者の状態でも，呼吸数や脈拍，呼吸音，皮膚の色，腸蠕動音（グル音），体重，しぐさ，目線，話し方，声のトーンといったものです．すなわち，看護側あるいは医療側から観察したこと，測定によって得られる状態のことです．血液データやX線検査，心電図などから得られる，看護師が直接的に

測定しないデータも含めて，それらを客観データとよんでいます．
　看護記録には，Ｓとは区別してＯの略語で記録します．一例をあげます．
Ｏ：体重52kg，身長152cm
　というように記載しますが，Ｓデータのように「　」式で書くことは通常ありません．

【事例：食事制限を守れない糖尿病患者】
患者：Ｔさん，男性，43歳
疾患：糖尿病
　糖尿病と診断され，インスリン療法に加えて1600kcalの食事制限を出されました．43歳という働き盛りのＴさんが，忙しい営業業務のなかでどのように食事制限を守ったらよいのかを考えてみましょう．
　身体が大事なことはわかっていても，残業続きで食事制限を守れそうにありません．守ろうという意欲もなくなり，しかも会社の同僚や上司に知られたくないと思っています．悩んだすえ，やっとのことで教育入院してきました．
　こうした場合，看護のかかわる範囲は，糖尿病治療に対する患者の反応です．1つは，1600kcalの食事制限が守れないと悩む患者の行動であり，もう1つは，会社に病名を知られはしないかという患者の不安です．
　そこで，このように推論できないでしょうか．
① "1600kcalの食事制限が守れない"という訴えは，患者の自己管理行動の悩みである．
② "会社の人に知られたくない"という訴えは，不安感情ではないか．
　こうして看護師は，原因や状態について，患者との面接を通して，さらに詳しい情報を引き出すように努めるでしょう．

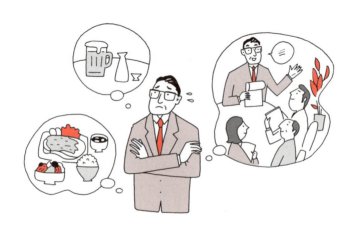

また，この客観データには，看護師が観察した状態に対する解釈判断も含まれています．一例をあげましょう．

患者はベッドの上で，「目を赤くして泣いている，夫が話しかけても黙ったまま」という状況に対して看護師が情報収集をしました．"目を赤くして泣いている，夫が話しかけても黙ったまま"，「2時間前の病気の説明からだ」と夫は言っている．告知による悲しみと考える，と記録するでしょう．

この場合，「目を赤くして泣いている，夫が話しかけても黙ったまま」などが，看護師の**観察**したままのデータであり，この状態をもとに，「告知による悲しみなのだろう」と看護師は**解釈**しています．

3．情報の確認

①情報の確認方法

患者の訴えに対して，看護師は必ず**情報の確認**をする必要があります．どのようなときでも正確を期するためです．したがって，主観データを得た場合は，確認のために客観データをとり，また客観データを得た場合には，それを患者に**フィードバック**して確かめ，主観データを得ることが大切です．看護診断「**NDx：不安**」の診断指標を例としてあげておきます（**表3.1**）．

どの看護診断にも指標（症状や状況）として客観・主観データの2種類が含まれています．それは，一方のデータだけで看護診断を進める危険性を防止するためです．一方，**表3.2**の「**NDx：非効果的気道浄化**」のような身体的な看護診断での客観データは，検査所見やフィジカルアセスメント〔身体診査〕から得られることが多いものです．どちらにしても，主観データと客観データの両方を確認し合ったうえで，患者の状態や看護診断を推論し，判断することが重要です．

②情報の取り方

看護診断に関して情報を的確に収集するうえでのヒントです．その看護診断がどのような中範囲理論・小範囲理論（現象を説明する理論）を基礎に開発されている，あるいは，その診断が身体的，あるいは心理的，社会的な看護診断かによって，情報の収集のヒントがあります．もちろん，それぞれの看護診断の診断指標や関連因子，危険因子の学習が重要です．そして，そのそれぞれの意味も含め，どのような疾患や治療に伴って発生しやすいかなども学習が必要です．また，一般的な患者の状態ではなく，看護診断の診断指標や関連因子，危険因子を観察することが専門家としての情報収集の一歩です．

身体的看護診断は，過体重，肥満，便秘や腹圧性尿失禁，疼痛や不眠といったものがあります．一方，心理・社会的看護診断には，非効果的健康管理，不安，悲嘆，死の不安，ボディイメージの混乱などがあります．

表3.3は，それぞれの情報の取り方について示したものです．

表3.1　NANDA-I 看護診断 定義と分類による「不安」

領域9	コーピング／ストレス耐性
類2	コーピング反応

看護診断（NDx）：不安

【定義】自律神経反応を伴う，漠然として不安定な不快感や恐怖感（本人に原因は特定できないかわからないことが多い）で，危険の予感によって生じる気がかりな感情．身に降りかかる危険を警告する合図であり，脅威に対処する方策を講じさせる

【診断指標】《行動面》
- 生産性の低下
- ライフイベントの変化を心配する
- 不眠
- 視線を合わせない
- 落ち着きがない
（他略）

《情緒面》
- 苦悩
- 無力感
- 緊張感
- 心配な気持ち
（他略）

《生理的》
- 緊張した表情
- 手の震え
- 発汗の増加
- 緊張の増大
- 声の震え
（他略）

《交感神経性》
- 食欲不振
- 心血管の興奮
- 下痢
- 呼吸数の増加
- 口渇
- 血圧の上昇
（他略）

《副交感神経性》
- 腹痛
- 立ちくらみ
- 血圧の低下
- 悪心
- 心拍数の減少
- 睡眠パターンの変化
（他略）

《認知的》
- 問題解決能力の低下
- 思考途絶
- 混乱
- 忘れっぽい
- 知覚野の縮小
（他略）

【関連因子】■人生の目標への葛藤，死への脅威，価値観の対立（他略）

（T. ヘザー・ハードマン，上鶴重美原書編集，上鶴重美訳（2018）NANDA-I 看護診断：定義と分類 2018-2020 原書第11版，p.403〜405，医学書院より一部転載）

4. 患者の「強み」

患者に対する観察は，マイナス面ばかりでなく，患者の「強み」も大切にする必要があります．この強みは看護実践のなかで，いろいろな使われ方をします．

①どのような状態に対する強みであるか

強みとは，性格や人間関係での外面的な状態をとらえるのではなく，患者のどのような状態（現象）に対する強みであるかということに力点をおいたものです．言い換えれば，この強みとは，ある特定の看護診断に対するものなのか，あるいは，その問題に対する援助の選択に対してのも

表3.2　NANDA-I 看護診断 定義と分類による「非効果的気道浄化」

領域11	安全／防御
類2	身体損傷

看護診断（NDx）：非効果的気道浄化

【定義】きれいな気道を維持するために，分泌物または閉塞物を気道から取り除くことができない状態

【診断指標】
- 咳嗽が出ない
- 呼吸副雑音
- 呼吸パターンの変化
- 呼吸数の変化
- チアノーゼ
- 言語で表現しにくい
- 呼吸音の減弱
- 呼吸困難
- 過剰な喀痰
- 効果のない咳嗽
- 起坐呼吸
- 落ち着きがない
- 大きく見開いた眼

【関連因子】
- 過剰な粘液
- 煙にさらされる
- 気道内の異物
- 貯留した分泌物
- 受動喫煙
- 喫煙

（T. ヘザー・ハードマン, 上鶴重美原書編集, 上鶴重美訳（2018）NANDA-I看護診断：定義と分類 2018-2020 原書第11版, p.487, 医学書院より一部転載）

のなのか，あるいは，成果（あるいは目標）の設定のためのものなのか，それぞれの判断に使われるものです．

②看護治療の選択肢

たとえば「NDx：不安」が予測される患者が，「自分には頼りになる妻がいるから大丈夫である」と言った場合，妻がいることによって，いまの不安がそれ以上にはならないだろう．したがって，頼りになる妻がいるというこの患者の強みは，「不安」を診断しない根拠として使われるでしょう．または，もしこの患者に，それでも「不安」があると診断した場合，この不安に対する援助の選択肢に"妻の援助を得る"ことを含むことになるかもしれません．

また，「NDx：悲嘆複雑化」が推論される患者から「前にも乗り越えられたから，夫が支えてくれるから」というような訴えがあったとき，そうした強みがある患者には，「NDx：悲嘆複雑化」の看護診断が下されないかもしれません．また，もし診断されたとしても，援助方法に，"乗り越えられた状況とそのとき用いた対処方法を使うように支援する，夫の援助を得る"といった看護治療を選択肢に入れるでしょう．

③看護診断の根拠として

このように，頼りになる妻（夫）がいる，前にも乗り越えた経験がある，などの患者の強みが看護診断の判断をする・しないの根拠に，あるいは援助の選択肢に入れる・入れないの判断に影響を与えるのです．

表3.3 情報の取り方

心理・社会的看護診断	身体的看護診断
1．この状態が生じたと思われる医療状況を理解する 　例）①治療の説明 　　　②手術の説明 　　　③検査の結果の説明 　　　④病気の予後の説明 　　　⑤通院の説明　など 2．どんな症状（診断指標）が表れているのか 3．1回のみの患者との面接ではなく，数回のアセスメント・他の医療者からのアセスメント情報を集め，分析する 4．アセスメント対象は患者だけとは限らない 　①家族へ 　②重要他者へ 　③次で患者へとアセスメントを進めることもある	1．1回目アセスメント ①現在患者の持っている病気や治療から直接的に出現している症状・状態かどうかをみる ②医師の治療を重点的にやっているときかどうかをみる 　　　yes　　　no　⇐ 病態生理の知識 　　医療問題　2回目アセスメントに進む 2．2回目アセスメント ①現在患者の持っている病気・治療から直接的に出現する症状かどうかを確認したうえで，次に診断指標を確認する ②診断指標の中で看護師が取り除けるものがあるかどうかをみていく 3．3回目アセスメント ①再度現在患者のもっている病気・治療から直接的に出現する症状かどうかを確認したうえで，次に関連因子を確認する 4．2回目・3回目のアセスメントで看護師が取り除けるものがあると判断した場合 　　↓ さらに診断指標・関連因子をみて，患者の症状が本当に該当するのかをアセスメントする 　　↓ 看護師が取り除けるものがあると判断 　　↓ **看護診断**

　ただし，このような患者の強みを看護師がやみくもに考えるものではありません．たとえば，前述した患者の強みは，「不安」や「悲嘆」の基礎理論に基づいたものであり，このような感情の受容プロセスには，重要他者の「サポート」や過去の受容経験がプラスに影響することが示されているからです．

学習のポイント

□情報の種類や情報源，患者の「強み」に関する情報について理解しましょう．
□患者の「強み」とは，性格や人間関係での外面的な状態ではなく，論理に基づいた看護診断をするためのもの，あるいは成果や看護治療に活用するような状態のものとしてとらえることが必要です．たとえば，不安が予測される患者に対して，信頼しうる配偶者の存在（サポート）がある，といったものです．

4 アセスメントの枠組み

本章の内容

Ⅰ．看護の視点と看護アセスメント
　1．情報の関連性
　2．看護診断の診断指標と関連因子
　3．看護診断分類法とアセスメント
　4．機能的健康パターンとアセスメント
　5．機能的健康パターン

Ⅱ．機能的健康パターンの理論的背景
　1．健康知覚／健康管理パターン
　2．栄養／代謝パターン
　3．排泄パターン
　4．活動／運動パターン
　5．睡眠／休息パターン
　6．認知／知覚パターン
　7．自己知覚／自己概念パターン
　8．役割／関係パターン
　9．セクシュアリティ／生殖パターン
　10．コーピング／ストレス耐性パターン
　11．価値／信念パターン

学習のポイント

I 看護の視点と看護アセスメント

1. 情報の関連性

　一般的には，多種多様の情報をより適切に整理するための方法として，それぞれの情報について**関連性**のあるものを一緒に集めます．看護も例外ではありません．病院や施設で，看護診断を用いていれば**看護診断データベース**（またはアセスメントツール，観察記録用紙）が，また，看護学生のためには**実習用アセスメント用紙**があるのはそのためです．これらのデータベースやアセスメント用紙の形態は，看護診断を採用するか否かによって多少違いがあります．

　看護診断を用いる場合，日本でも機能的健康パターンや松木光子氏の日常行動様式などが多く採用されています．本書の事例展開では，ゴードン（Marjory Gordon）博士が推奨する「**機能的健康パターン**」を取り上げ，看護視点や看護診断分類法，機能的健康パターンとアセスメント用紙との関係について説明します[*1]．

2. 看護診断の診断指標と関連因子

　看護の視点とは，第2章Ⅲで述べたように看護理論やモデルにおける理論家たちの人間に対する見方を示したものです．したがって，看護の対象である患者の看護上の問題，すなわち身体的・社会的・心理的問題をもれなく観察するために，看護視点の使用が推奨されてきました．

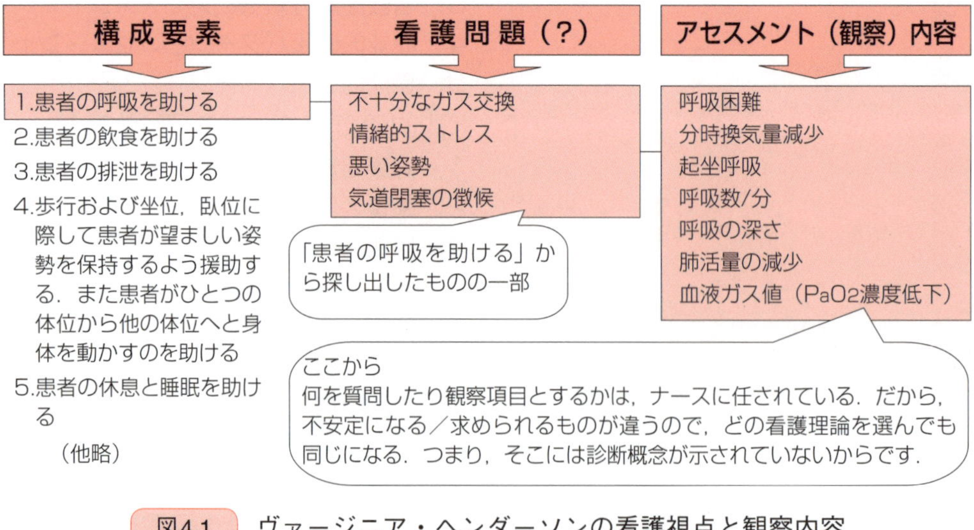

図4.1　ヴァージニア・ヘンダーソンの看護視点と観察内容

構成要素	看護問題（？）	アセスメント（観察）内容
1. 患者の呼吸を助ける 2. 患者の飲食を助ける 3. 患者の排泄を助ける 4. 歩行および坐位，臥位に際して患者が望ましい姿勢を保持するよう援助する．また患者がひとつの体位から他の体位へと身体を動かすのを助ける 5. 患者の休息と睡眠を助ける （他略）	不十分なガス交換 情緒的ストレス 悪い姿勢 気道閉塞の徴候	呼吸困難 分時換気量減少 起坐呼吸 呼吸数/分 呼吸の深さ 肺活量の減少 血液ガス値（PaO2濃度低下）

「患者の呼吸を助ける」から探し出したものの一部

ここから
何を質問したり観察項目とするかは，ナースに任されている．だから，不安定になる／求められるものが違うので，どの看護理論を選んでも同じになる．つまり，そこには診断概念が示されていないからです．

（江川隆子（2003）看護診断分類のタクソノミーⅡは看護の体系を反映する，月刊ナーシング，23(7)，p.50をもとに作成）

しかしながら，具体的なその看護診断については明言されていないために，見ようとするものが，看護師によって多様なものになりました．言いかえれば看護理論には，観察の枠があっても抽出すべき問題の概念（形），すなわち，看護問題名を含め，その問題の徴候（診断指標）や原因（関連因子）などの明文化がありません．したがってたとえば臨床で，ヘンダーソンの看護の基本理論を用いてデータベース（観察記録）用紙を作成すれば，図4.1のようなものになってしまうのです．

3. 看護診断分類法とアセスメント

①分類法Ⅱによる看護診断

看護診断については後述しますが，この看護診断を分類するために作成されたものが診断分類法（タクソノミ）Ⅰ，Ⅱ（第9章参照）といわれているものです．2001年からは，NANDA-Iで採決されるすべての看護診断は，**分類法**（タクソノミⅡ）によって分類されます．この分類法は，看護診断（看護現象）として概念化されたものを分類し，それぞれの看護診断のルーツ（属する分野）を明確にしたものです．この分類法で示されている13の分類（領域）は，看護モデルであり，脳神経系，消化器系といった医療モデルとは異なるものです．しかし，この考え方は，他の学問分野で病気の種類を分類する，または細菌類を分類する，動物を分類するといった分類法と同じです．したがって，種類の増加や異種が発見された場合は，新しい「**領域（ドメイン）**」として拡大されたり，領域の下位にある「**類（クラス）**」を増やすことが継続的に生じてきます．

一方，看護理論や看護モデルは，看護診断（看護現象）がNANDA-Iが提唱しているような概念化がなされていなかったばかりでなく，看護理論が発表された時代においては意識もされていなかったと考えます．したがって，NANDA-Iで開発されている看護診断を，単純に看護理論の枠組みに分類することは不可能です．こうした看護理論の枠組みは，将来変わることがないばかりではなく，看護理論家はそれぞれご自分の看護理論の枠組みにNANDA-Iの開発した看護診断を分類することもないでしょう．

本書で用いているゴードン博士が推奨している「機能的健康パターン（11機能的健康パターン）」や松木光子氏の「生活様式パターン（10生活様式パターン）」は，NANDA-Iの開発している看護診断を，看護の臨床モデルで分類し，臨床で理解しやすく活用しやすいものとなっています．つまり，看護診断を看護診断のルーツで理解するより，臨床症状（診断指標）の関連で分類することで，アセスメントしやすく，また関連情報を収集しやすいような分類としているわけです．

②領域（ドメイン）と類（クラス）に分類された構造

前述の分類法（タクソノミⅠ）を用いてガゼッタ（Guzzeta）らの作成した『看護診断データベース』（中木高夫監訳（1991）医学書院）がありました．しかし，分類法Ⅱを用いて開発され

[*1] NANDA-Iの分類法は看護診断の分類にかかわる学問体系である．したがって，臨床に用いる上で多少困難な部分がある．

た看護診断データベースはありません．ただ，分類法Ⅱは，分類法Ⅰのように**概念ツリー構造（傘概念方式）**[*2]によって看護診断が並べられているわけではありません．分類法Ⅱは，領域（ドメイン）の中にいくつかの類（クラス）が分類されている構造をしています．

たとえば，「排泄」の領域には排泄だけでなく，呼吸系の「類」があり**ガス交換障害**の診断が分類されています．このような「類」が，「活動・休息」の「領域」にもみられています．このことは，それぞれの「類」に分類されている看護診断の指標に基づいて，観察や質問項目を設けるときに，少し，奇妙な配置になることが考えられます．すなわち，「排泄」の領域でガス交換障害に関する質問や観察項目をつくるといったことです．それゆえ，分類法Ⅱで看護（診断）データベース（アセスメントツール）を作成しても少々使いにくいことになるかもしれません．

分類法Ⅰ，Ⅱの詳細については第9章で述べます．

4. 機能的健康パターンとアセスメント

①機能的・生活様式の概念に沿った看護診断

本書で事例展開に用いるのは，前述のゴードン博士の「機能的健康パターン」（11機能的健康パターン）」です．これは，松木光子氏の「生活様式（10生活様式パターン）」と同様に，わが国では臨床でよく用いられています．

それは，看護師には，機能的とか生活様式という概念になじみが深いこと，そしてその概念に沿って看護診断が振り分けられているので，情報収集があちこち**クラスター**を超えないでできるからかもしれません．これらのパターンは，看護診断をもとに臨床的症状が似た看護診断に分けて情報をとることが，より容易かという考えから作成されたものです．

②診断指標・関連因子を基本に

その看護診断のもととなる**看護診断データベース**の一例を図4.2に示しました．このように，それぞれの看護診断の**診断指標**や**関連因子**を基本にして質問や観察項目，測定項目がつくられるのです．しかし，「栄養／代謝パターン」には「栄養摂取消費バランス異常：必要量以下」をはじめとして，いくつもの看護診断が分類されています．したがって，それぞれの看護診断の指標や関連因子をすべて，質問や観察項目にしたら，データーベース用紙はどうなるでしょうか．あるクラスターなどは，そこだけで数十枚になってしまうことが予測されます．

ですから，データーベース用紙では看護診断を最も導きやすい各診断の指標や関連因子を選択し，それらを質問や観察項目に変換するのです．つまり，その看護診断を見つけるための「きっかけ」となる「診断指標」が観察や質問項目となって，各クラスターの下に表示されることになります．図4.3は，「診断指標／関連因子」と「観察・質問項目」との関係を具体的に示したものです．データーベース用紙の具体的な作成過程を述べます．まず，看護診断名を抽出します．次

[*2]概念ツリー構造（傘概念方式）：3レベルに分けられた看護診断概念ツリー．1つの大概念から，いくつかの中概念があり，さらに細分化された多数の小概念，という構造をとる．形態が傘状になることからこうよばれる．

4. アセスメントの枠組み

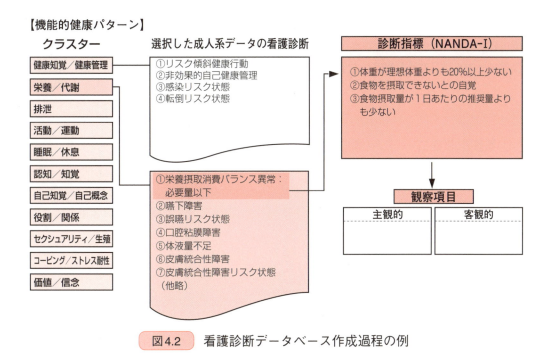

図4.2 看護診断データベース作成過程の例

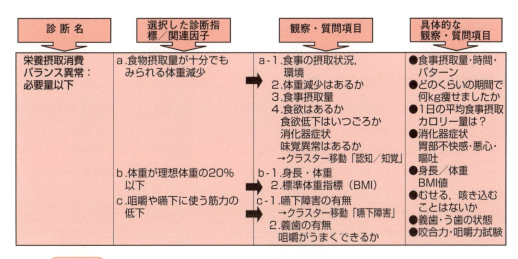

図4.3 看護データベース用紙作成過程の診断指標と観察項目の関係例

に診断指標／関連因子を選択します．このとき，診断指標／関連因子は各診断名にあげられているものの中から，対象者の特徴を表している項目を選びます．そして観察・質問項目をあげますが，同じ診断指標でも質問の仕方が異なることがあるので慎重に決定していきます．また，似たような質問がある際には重複しないように整理し，他のクラスターに移動したほうがよいと判断された項目については，その移動先のクラスターも明記します．質問内容が決定したら形式を統一します．実際にデータベースを使用したパイロットスタディを経て，再度議論し，修正をくり

返すことが必要です．なお，看護学生の実習などでは，質問が固定化されたアセスメント用紙は使用しません．学生が自分で観察・質問し，情報収集した内容を記入するために，白紙に近い実習用アセスメント用紙を使用します．

5．機能的健康パターン

①看護診断をゴードンの機能的健康パターンに基づき分類

表4.1は，ゴードンの機能的健康パターンの定義に基づいて，ゴードンの看護診断マニュアルに示されている成人看護領域の**看護診断**を分類したものです（ゴードンの臨床看護領域（成人看護系）の厳選看護診断ラベル一覧は，第9章 表9.1に示します）．看護診断は必要に応じて，「NANDA-I看護診断：定義と分類」を参照してください．

前述したように機能的健康パターンは，ゴードン博士が推奨しているものです．クラスター1：健康知覚／健康管理パターンからクラスター11：価値／信念パターンに至る11の健康パターンから構成されていて，それぞれの範囲が定義されています．**表4.1**は，左端に健康パターンの範囲を示し，右端にその範囲をもとに分類した看護診断を示しています．2列目と3列目には，健康パターンの範囲をもとに主観的データと客観的データのアセスメント項目の例をあげています（詳細は次項②で説明します）．

11の健康パターンの範囲を理解し，それぞれに分類された看護診断の診断指標や関連因子などの理解を深めながら患者から情報を収集し，該当する健康パターンに分類していくことになります．

②主観的データ，客観的データ

表4.1の中に示している主観的データおよび客観的データは，健康パターンに基づいて，アセスメント項目の例をあげたものです．それぞれの健康パターンの範囲を理解できるように，その定義を具体的な質問や観察項目で示したもので，看護診断（NANDA-I）の診断指標や関連因子と一致するものもあれば，そうでないものもあります．つまり，看護診断の診断指標や関連因子などに基づいたものではなく，むしろ，健康パターンの定義に沿って，学生のために概要的なアセスメント（観察）項目を示したものといえます．

たとえば「栄養／代謝パターン」をみてみましょう．主観的データでは"通常の食事摂取について"や"通常の水分摂取について"があげられています．一方，客観的データでは"皮膚：骨の突起""口腔粘膜""身長・体重""摂食：非経口栄養"などがあげられています．ある看護診断の指標となるものも含まれていますが，健康パターンのもとに分類されている看護診断に対して，組織的・系統的にフォーカスしてアセスメント（観察）するものとして示しているわけではありません．

そこで，表4.1ではあえて■と網掛けをして主観的データ・客観的データを表示しました．

では，**表4.1**の主観的データ・客観的データにはどのような意味があるのかという疑問をもつ読者もいることでしょう．ここに示されている主観的データ・客観的データは，それぞれの健康パターンを理解するうえで重要な事項だからです．それと同時に，看護を必要とする患者からの

情報収集について初めて学習する学生に教授するうえで，学生への「観察のヒント」として用いることができ，少なからず役立つものだからです．学年が進むにつれ，核心的な情報（診断指標，関連因子，危険因子）を収集する能力を身につけていくことが重要であると考えます．

③臨床における看護診断データベースとしての使用

この機能的健康パターンを臨床で，看護診断データベース（アセスメントツール）として用いるときには，看護師が適切にかつ敏速に看護診断のための情報収集ができるように質問項目や観察項目が示されているのが一般的です．これらは，学生の実習用とは異なって，各健康パターンに分類されている，それぞれの看護診断の診断指標および関連因子から導かれたものが質問や観察項目になっています（第9章で詳述します）．

すなわち，臨床において看護を必要とする患者の健康上の問題，つまり看護診断を導くためには，診断指標や関連因子，危険因子をアセスメントすることにより，効果的に情報収集することが重要であるということです．

表4.1　ゴードンによる機能的健康パターンに基づくデータのガイドと看護診断

健康パターンの範囲	主観的データ[注1] NANDA-I看護診断の診断指標，関連因子等に基づいたものではない	客観的データ[注1]	臨床看護領域（成人看護系）の厳選看護診断ラベル[注2]
クラスター1：健康知覚／健康管理パターン			
1. 健康状態の認識 2. 健康／疾患・身体障害の管理 3. 健康上の目標・見込み ● 対象の認識している健康状態，安寧，個人的健康管理方法のパターン，対象の認識する本人の健康状態と現在の健康管理及び将来計画を含む．また，健康増進活動，精神的・身体的健康維持習慣の遵守．医師または看護師の勧め，フォローアップ	1. 最近の全般的な健康状態はどうか 2. 健康維持のために行っている最も大切なことは何か，そのことが（適切なら家族で行っている民間療法も含む）健康によいと思うか 3. 喫煙，飲酒の有無 4. 服薬の有無 5. これまで医師や看護師の指示を実行することは容易だったか 6. 何が今回の病気の原因だと思うか 7. 症状を自覚したとき，どのような処置をとり，その結果どうだったか 8. 入院中は何が大切と考えるか	1. 全般的な健康に関連した外見，印象 2. バイタルサイン 3. 健康管理行動に関する技能，個別の健康目標を達成できる日常生活であるか（治療・予防への欲求・計画の調整行動）	リスク傾斜健康行動 ＊看護外来，在宅看護 非効果的自己健康管理 ＊看護外来，在宅看護 ・感染リスク状態 ・転倒リスク状態 ＊看護外来，在宅看護（入院時はリスクマネージメント適応）
クラスター2：栄養／代謝パターン			
1. 摂取 （食物・水分／基礎食品群） 2. 代謝 3. 組織への栄養素供給 ● 代謝ニードに関連した食物・水分摂取パターンと身体各部への栄養代謝パターン供給状態の指標を表す．対象の食物・水分の摂取パターン，毎日の食事時間・摂取する食物・水分の種類と量，特別な食べ物の好み・栄養補助食品の使用を含む．自己の損傷治癒能力を含む．さらに皮膚・毛髪・爪・粘膜・歯などの状態．体温・身長・体重の測定値も含む	1. 通常の食事摂取について（時間・回数・内容・好み） 2. 通常の水分摂取について（種類・量） 3. 栄養補助食品の使用の有無 4. 体重・身長の増減（数値・期間） 5. 食欲の有無 6. 食事摂取による不快感はあるか（悪心など） 7. 嚥下障害の有無 8. 食事制限の有無（ある場合はその制限に従えるか） 9. 皮膚の損傷や湿潤はないか 10. 歯に問題はないか	1. 皮膚：骨の突起・損傷・色・湿潤度 2. 口腔粘膜：色・湿潤度・損傷 3. 歯：外見と歯並び・義歯・うがの有無 4. 身長・体重・肥満度 5. 摂食：非経口栄養・経管栄養 6. 消化器病変：口腔から肛門 7. 栄養状態を示す検査値：血清総蛋白・アルブミン値・ヘモグロビン値 8. 水分出納：体液損失・過負荷 9. 電解質：酸塩基平衡の失調 10. 感染徴候：体温・白血球数 11. 免疫反応：血清蛋白分画値・免疫グロブリン値	栄養摂取消費バランス異常：必要量以下 嚥下障害 誤嚥リスク状態 ＊看護外来，在宅看護（入院時はリスクマネージメント適応） 口腔粘膜障害 体液量不足 ＊看護外来，在宅看護 皮膚統合性障害 皮膚統合性障害リスク状態 組織統合性障害 高体温 ＊看護外来，在宅看護
クラスター3：排泄パターン			
1. 腸機能 2. 膀胱機能 3. 皮膚機能 ● 排泄機能（腸・膀胱・皮膚）のパターン．対象が知覚している排泄機能の規則性．排便のための日課行為．緩下剤の使用．排泄時間のパターン．排泄方法・質・量の変動または障害．また排泄コントロールに使われている器具があればそれも含む	1. 通常の排便パターン（回数・性状・不快感・コントロールの方法・緩下剤使用の有無） 2. 通常の排尿パターン（回数・性状・不快感・コントロール） 3. 過剰な発汗	1. 排便・排尿パターン 2. 排泄物またはドレナージの色と粘度 3. 便・尿の検査値 4. 排泄に関する感覚・運動神経・消化管の障害か炎症 5. 体腔ドレナージ類 腹圧性尿失禁	・便秘 ・知覚的便秘 下痢 便失禁 機能性失禁（NANDA-I：機能性尿失禁） 反射性失禁（NANDA-I：反射性尿失禁） 腹圧性失禁（NANDA-I：腹圧性尿失禁） 切迫性失禁（NANDA-I：切迫性尿失禁）

注1　　　の列に示した主観的データ・客観的データは，それぞれの健康パターンの定義から導きだした質問項目・観察項目で，NANDA-I看護診断の診断指標・関連因子・危険因子等に基づいたものではない．看護診断の学習をしている学生への「観察のヒント」として用いる．

注2　M.ゴードン著，看護アセスメント研究会訳（2010）ゴードン看護診断マニュアル 原書第11版（2013，第1版4刷），医学書院，p.76より引用．必要時，「NANDA-I看護診断：定義と分類」を参照．

健康パターンの範囲	主観的データ[注1] NANDA-I看護診断の診断指標，関連因子等に基づいたものではない	客観的データ[注1]	臨床看護領域（成人看護系）の厳選看護診断ラベル[注2]
クラスター4：活動／運動パターン			
1. 運動／エネルギー 2. 日常的活動 3. レクリエーション／レジャー ● 運動・活動・レクリエーションのパターン．清潔・料理・買い物・食事・仕事・家事の維持等，エネルギー消費を必要とする毎日の生活活動を含む．またスポーツを含むさまざまな運動の種類，質も含む．対象にとって望ましい，または期待されるパターンに関係する要因．たとえば神経筋の障害と代償・呼吸困難・狭心症・運動時の筋痙攣・心肺機能も含む．そして他者と一緒にまたは一人で行うレクリエーション活動も含む	1. 必要な活動のためにエネルギーは十分か 2. 通常の運動パターン：内容と定期的かなど 3. 通常のレジャー活動 4. 対象が認識する日常生活活動の状態 ①摂食　②入浴 ③排泄　④更衣 ⑤整容　⑥調理 ⑦家事　⑧寝返り ⑨全般的可動性 ＊機能レベルコード レベル0：完全自立 レベル1：器具や装具の使用が必要 レベル2：他者の介助または監視が必要 レベル3：他者の介助または監視および器具や装具が必要 レベル4：依存的で活動に参加できない	1. 実際に示された日常生活活動の状態 ①摂食　②入浴 ③排泄　④更衣 ⑤整容　⑥調理 ⑦家事　⑧寝返り ⑨全般的可動性 （＊機能レベルコードによる） ⑩歩行・姿勢：欠損身体部分，装具・義肢等の状態 ⑪筋骨格系：関節可動域・筋緊張・握力 ⑫循環器系：脈拍・血圧・胸痛など ⑬呼吸器系：呼吸数・リズム・呼吸音・痰・動脈ガス・酸素療法 ⑭運動機能障害：低酸素状態・全身性障害	活動耐性低下 身体可動性障害 歩行障害 車椅子移動障害 床上移動障害 移乗能力障害 徘徊 不使用性シンドロームリスク状態 入浴セルフケア不足 更衣セルフケア不足 摂食セルフケア不足 排泄セルフケア不足 非効果的気道浄化 非効果的呼吸パターン
クラスター5：睡眠／休息パターン			
1. 睡眠 2. 休息／リラクセーション ● 睡眠・休息・リラクセーションのパターン．1日24時間の睡眠と休息，リラクセーションのパターン．対象の認識する睡眠と休息の質と量，エネルギーレベル．薬剤服用や睡眠前の日課等睡眠補助手段も含む	1. 通常の睡眠パターン：睡眠時間・状態 2. 寝つきはどうか 3. 補助手段：服薬など 4. 夢（悪夢）はみるか 5. 早期に覚醒するか 6. 通常の休息・リラクセーションはどうか	1. 睡眠パターン 2. 睡眠不足の客観的情報：目の下のくま・頻回のあくび・集中力低下・腫れた眼瞼など	睡眠パターン混乱
クラスター6：認知／知覚パターン			
1. 感覚・知覚機能 2. 疼痛 3. 認知機能 ● 感覚・知覚・認知パターン．視覚・聴覚・味覚・触覚・嗅覚などの各感覚様式，障害への対処に使用されている代償手段または人工装具（眼鏡・補聴器など）の適切性を含む．必要に応じて疼痛の知覚や疼痛の管理方法を含む．言語，記憶，判断，意思決定などの機能的な認知能力を含む	1. 難聴の有無：補聴器の使用など 2. 視力低下の有無：眼鏡をかけているか，視力検査を受けたのはいつか，最後の眼鏡を替えたのはいつか 3. 記憶に変化があるか 4. 決定が簡単にできるか，難しいか 5. 対象にとってものを学習する最も簡単な方法は何か，何か困難はあるか 6. 痛みや不快感はあるか，ある場合はどのように対処しているか	1. 感覚：視覚・聴覚・平衡感覚・味覚・触覚・嗅覚等 2. 見当識 3. 理解力，記憶力，集中力，判断力	急性疼痛 慢性疼痛 片側無視 知識不足 急性混乱 慢性混乱 状況解釈障害性シンドローム 記憶障害

[注1] ▨の列に示した主観的データ・客観的データは，それぞれの健康パターンの定義から導きだした質問項目・観察項目で，NANDA-I看護診断の診断指標・関連因子・危険因子等に基づいたものではない．看護診断の学習をしている学生への「観察のヒント」として用いる．

[注2] M. ゴードン著，看護アセスメント研究会訳（2010）ゴードン看護診断マニュアル 原書第11版（2013，第1版4刷），医学書院，p.76より引用．必要時，「NANDA-I看護診断：定義と分類」を参照．

健康パターンの範囲	主観的データ[注1] NANDA-I看護診断の診断指標, 関連因子等に基づいたものではない	客観的データ[注1]	臨床看護領域(成人看護系)の厳選看護診断ラベル[注2]
クラスター7：自己知覚／自己概念パターン			
1. 自己知覚 2. 自己に対する感覚 ●自己概念パターンと自己についての知覚内容. 自己に関する態度(認知的・情緒的・身体的). 能力の理解. 自己イメージ. アイデンティティ. 全般的な価値観・情緒パターンなどを含む. 姿勢や身体の動きのパターン, 視線・声と話し方のパターンを観察	1. 自分自身についてどう思っているか：よい感じをもっているか, それほど良い感じではないか 2. 自分自身をどう表現するか(状況によって対象はどう表現するか) 3. 自分自身の身体やできることが変化したか, その変化は自分にとって問題か 4. 発病以来, 自分自身や自分の身体についての感じが変化したか 5. いろいろなことで, 頻回に腹を立てたか, イライラしたり, 恐怖感を持ったり, 不安になったり, 落ち込んだりするか 6. 自分自身に起こることがコントロールできないか, 何に助けを求めるか 7. 希望を失うかもしれないという不安があるか	1. 視線を合わせるか 2. 注意力・集中力 3. 声と話し方のパターン 4. 身体の姿勢 5. 神経質かリラックスしているか 6. イライラしているか 7. 身体の一部を喪失したり, 姿勢を変化させるような身体侵襲の範囲や程度 8. 精神運動機能の障害	不安 死の不安 無力 自己尊重状況的低下 ボディイメージ混乱
クラスター8：役割／関係パターン			
1. 家族の役割と責任 2. 職業上の役割と責任 3. 社会的役割と責任 ●役割関与と人間関係のパターン対象の対象の現在の生活状況における主要な役割と責任の理解. 家族・仕事・または社会的関係やこれらの役割に関係する責任を含む	1. 家族構成 2. 対処が困難な家族問題があるか 3. 家族や他者が対象に依存していることがあるか, どのように対処しているか 4. 対象の病気・入院について, 家族や他者はどう感じているか 5. 社会的グループに属しているか 6. 親しい友人の有無 7. 孤独を感じているか 8. 職業・仕事の種類 9. 仕事(学校生活)はうまくいっているか 10. 収入は十分か 11. 住んでいる地域に一体感・孤独感を感じるか	1. 家族や他者との関係. 面会者・面会の様子 2. 家庭内・職場・社会活動での役割変化の有無 3. 健康状態に影響を受けたことによる新しい役割をとることが困難か 4. ケアを提供することで生じる家族の葛藤の有無	悲嘆 言語的コミュニケーション障害

注1 ▇の列に示した主観的データ・客観的データは, それぞれの健康パターンの定義から導きだした質問項目・観察項目で, NANDA-I看護診断の診断指標・関連因子・危険因子等に基づいたものではない. 看護診断の学習をしている学生への「観察のヒント」として用いる.

注2 M.ゴードン著, 看護アセスメント研究会訳(2010) ゴードン看護診断マニュアル 原書第11版 (2013, 第1版4刷), 医学書院, p.76より引用. 必要時, 「NANDA-I看護診断：定義と分類」を参照.

4. アセスメントの枠組み

健康パターンの範囲	主観的データ[注1] NANDA-I看護診断の診断指標,関連因子等に基づいたものではない	客観的データ[注1]	臨床看護領域（成人看護系）の厳選看護診断ラベル[注2]
クラスター9：セクシュアリティ／生殖パターン			
1.生殖歴・生殖段階 2.性に対する満足・不満足 ●セクシュアリティに関する満足,または不満足のパターンと生殖パターン,セクシュアリティまたは性的関係に対して感じている満足または障害を含む,さらに女性の生殖障害,閉経前後およびその他の問題 注）NANDA-I看護診断では「生殖」の類の診断ラベルは承認されていない	1.初潮の時期・最終月経・月経の問題の有無 2.妊娠回数・出産回数 3.避妊法を使用しているか,それによる問題はないか 4.性的関係の満足度,変化,問題の有無	1.身体構造・機能の変調の有無：妊娠・出産直後・手術など 2.対象が達成できるセクシュアリティ表現と願望する表現の差異	性的機能障害　＊日本では医療として医師が治療している
クラスター10：コーピング／ストレス耐性パターン			
1.コーピング・メカニズム 2.コーピングの効果 3.ストレスに対する耐性 ●全面的なコーピングパターンとストレス耐性の観点からそのパターンの有用性,自己統合性への挑戦に耐えうる余裕または受容力,ストレスの処理方法,家族やその他のサポートシステム,状況をコントロールし,管理する能力をどのように認識しているかなどを含む	1.この1～2年間に人生の大きな変化や危機があったか 2.物ごとをじっくり相談する相手は誰か 3.緊張しているか,リラックスしているか 4.緊張を和らげるために役立つものは何か 5.リラックスするためにアルコール・薬物を使用するか 6.人生の大きな問題があるとき,または遭遇したときどのように対処するか,その対処方法は有効か	1.ストレッサーになり得るものの存在の有無（入院・手術・苦痛を伴う治療など） 2.ストレスに対する対処方法 3.コーピングのために利用できるサポート・システム	非効果的コーピング 自殺リスク状態　＊入院時はリスクマネージメントで適応 家族コーピング妥協化 心的外傷後シンドローム
クラスター11：価値／信念パターン			
1.価値観・信念・欲望（人生・健康について） 2.魂（精神性） ●選択や意思決定を導く価値観・目標・信念（信仰を含む）のパターン,人生において重要だと認識されているもの,健康に関連する価値観,信念あるいは期待において感じている葛藤を含む	1.全体的にみて,人生が望み通りにいっているか 2.人生や生活の中で大切なこと,絶対的なこと 3.将来の計画 4.人生のなかで信仰は重要か 5.困難に遭遇した場合,信仰が役に立つか 6.入院が宗教的習慣を妨げるか	1.信仰や価値観に関する心配の有無とその内容（例：強度の苦痛のため,治療の道徳的・倫理的意味のため） 2.内面の強さ：意識する感覚,自己意識など 3.明示された神秘：人生の目的や意味,神秘などについての自己体験 4.日常の宗教実践	霊的苦悩

注1　■の列に示した主観的データ・客観的データは，それぞれの健康パターンの定義から導きだした質問項目・観察項目で，NANDA-I看護診断の診断指標・関連因子・危険因子等に基づいたものではない．看護診断の学習をしている学生への「観察のヒント」として用いる．

注2　M.ゴードン著，看護アセスメント研究会訳（2010）ゴードン看護診断マニュアル 原書第11版（2013，第1版4刷），医学書院，p.76より引用．必要時，「NANDA-I看護診断：定義と分類」を参照．

（M.ゴードン著，江川隆子監訳，早野真佐子訳（2006）ゴードン博士の看護診断アセスメント指針 よくわかる機能的健康パターン，照林社より転載，一部改変：M.ゴードン著，看護アセスメント研究会訳（2010）ゴードン看護診断マニュアル 原書第11版（2013，第1版4刷），医学書院，p.76より転載）

機能的健康パターンの理論的背景

　ここでは，特に成人・老人領域で教授されている説明理論を中心に，機能的健康パターンを概説します（表4.1参照）．

1. 健康知覚／健康管理パターン

　ここには，患者の**健康に対する理解**や**自己管理**に対する考え方や実施状況にかかわる看護診断が分類されています．もちろん，その起因となっている病状や治療に関する情報も収集すべきです．たとえば，糖尿病の患者が医師から指示された食事療法（1600kcal制限）に対して，自己管理できないのは何が原因なのか，あるいは中断したことがあるのかなど詳しく聞いていきます．このような状況説明をする理論はいくつかありますが，成人領域では，ベッカー（Becker, 1974）の**保健信念モデル**[*3]やバンデューラ（Bandura, 1977）の**セルフエフィカシー理論**[*4]などがあります．

　保健信念モデル（図4.4）は，人間が自分の健康を守るための行動に対する認知とその認知や実行する行動に影響するさまざまな要因について述べたものです．

　先に紹介した事例：患者Tさん（p. 32）について考えてみましょう．1600kcalに制限された食事療法を守るのが困難なのは，食事療法の重要性についての「動機づけ」や「病気に対する過小評価」，あるいは，相談相手や支援してくれる人の欠如などが考えられるかもしれません．そこで，このモデルの範囲をもとにさらに情報を収集することができます．

　つまり，このモデルで示されている状態は，NANDA-I看護診断による**NDx：非効果的健康管理**，**NDx：リスク傾斜健康行動**などの診断指標や関連因子に反映されているものです．

　一方，セルフエフィカシー理論（図4.5）では，自己管理が「できる」という**効力予期**，あるいは「できれば合併症が生じにくい」という**結果予期**がある人は，自己管理をより実行できるようになると説明しています．つまり，このクラスターにはこうした理論的説明の領域を背景にした看護診断が分類されているということです．

[*3]保健信念モデル：ベッカー（M. H. Becker）がヘルスビリーフモデル（Health Belief Model）として唱えた．罹病性，重大性，利益性，障害性の4つの信念が行動へ影響するとした，保健行動の予測モデルの基本である．

[*4]セルフエフィカシー理論：アメリカの心理学者アルバート・バンデューラ（Albert Bandura, 1925～）が提唱した．目前の出来事に対する自分のコントロールを信じられる状態，つまり「ある結果を生み出すために必要な行動を，自分はうまく行うことができる」という信念をもつことによって仕事への取り組み姿勢が強くなり，意欲・モチベーションも高まるとした．

4. アセスメントの枠組み

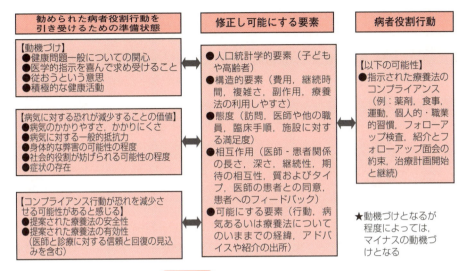

図4.4 保健信念モデル

(Becker, M. H.（1974）The Health belief model and sick role behavior. Health Education Monographs, 2, p.416. June M. Thompsonほか編, 太田喜久子訳, 石川稔生ほか監訳（1991）クリニカルナーシング1 看護診断：診断分類の理論的背景と診断名一覧, p.10, 図1, 医学書院より転載, 一部改変. Mosby's Clinical Nursing, Thompson, J. M., et al. © 1986 Mosby, with permission from Elsevier.)

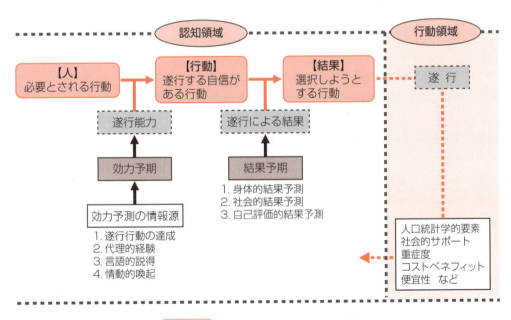

図4.5 セルフエフィカシー理論

(Bandura, A（1977）Self-efficacy: Toward a unifying theory of behavioral change. Psychological Review, 84(2), p.192-194を参考に作成)

2. 栄養／代謝パターン

　このパターンには，患者の**食事**や**水分摂取**，ビタミン類の**栄養補給**などの状態や，その状況に影響される看護診断が分類されています．具体的には，栄養状況や栄養摂取に影響の受けやすい口腔粘膜や皮膚の状態に関する診断群が分類されているので，その領域のアセスメントが対象になります．したがって，この領域の看護診断を説明する理論は，皮膚粘膜といった細胞組織学，栄養学，特に体重や総蛋白，アルブミンと皮膚組織の関係を中心にした諸理論です．

3. 排泄パターン

　先の栄養／代謝パターンと同じように，このパターンも生理学的理論の領域を基礎にしています．図4.6は，排尿のメカニズムを示したものです．これを見ると，排尿障害や尿失禁が排尿に直接かかわる機能障害によって生じているのか，それ以外の要因によって生じているのかを判断することができるでしょう．また，客観的判断を下すために，患者の訴えや症状だけでなく，膀胱内圧検査や尿流動体検査等の結果も重要な情報になります．加えて図4.7は，便秘の発生機序を示したものです．ここに示されている状況や原因は，便秘の看護診断の診断指標や関連因子に採用されているものです．したがって，この機序に沿って患者をアセスメントすれば，**NDx：便秘**の看護診断指標や関連因子を導くことができるはずです．

4. 活動／運動パターン

　ここに分類されている看護診断は，身体機能でいえば，肺，循環，血管，運動機能，レクリエーション機能といった幅広い領域のものです．そのアセスメントも肺循環や活動耐性，関節可動域，移動動作，日常生活活動（**ADL**）など広域的です．したがって，このパターンも解剖・生理学の領域に関する理論が説明理論とされています．

　しかしながら，ここでのアセスメント領域は，こうした機能的健康や障害についての部分だけでなく，このような**機能障害**から生じる患者の心理および社会的な問題も念頭においてアセスメントする必要があります．そこで，後述する自己概念やストレス理論などの領域も加味した患者のアセスメントが重要になります．

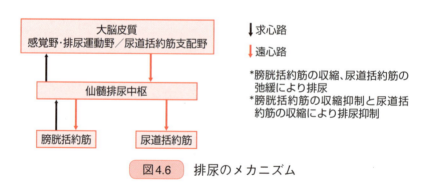

図4.6　排尿のメカニズム

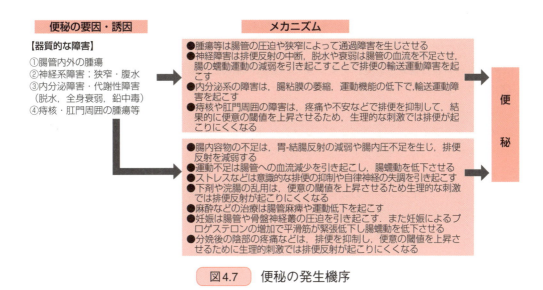

図4.7　便秘の発生機序

5．睡眠／休息パターン

　患者の**生理的機能，睡眠状態**のアセスメントが中心になっています．そこで，患者の睡眠時間や熟睡感などを聞くことになります．人間の睡眠の周期は，研究者らによって，レム睡眠とノンレム睡眠が説明されています（図4.8）．この理論が，**NDx：不眠**や**NDx：睡眠パターン混乱**などの診断指標に反映されています．したがって，この理論から看護診断のアセスメントを進めることも可能です．

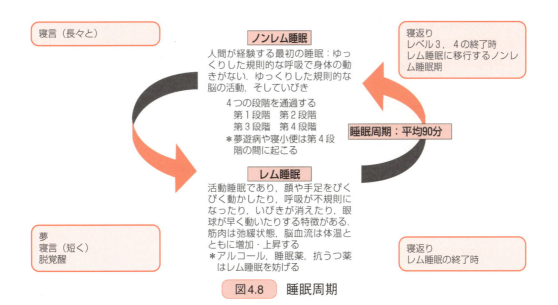

図4.8　睡眠周期

6．認知／知覚パターン

　このパターンには視覚，聴覚，感覚，または意識や記憶，見当識，知識などの**感覚・知覚**および**認知**に関する看護診断が分類されています．ここにおける患者の機能的問題を鑑別するためには，患者の訴えだけでなく，生理学や病態学の知識や医師の行った検査所見，あるいは自分でアセスメントする**フィジカルイグザミネーション**（physical examination）によって聴取されます．

　これを理解するには，やはり解剖生理学や病態学に関する説明理論（機序を含む）の理解が必要です．また，これまでも看護師はバイタルサインの測定，血圧測定，関節可動域や皮膚の観察などでフィジカルアセスメントの技術を使っていましたが，非常に限られた範囲でした．看護診断のためのこの技術は，「活動／運動」「認知／知覚」「栄養／代謝」「排泄」などの各パターンでの，呼吸音，心音，関節可動域，腹部の状態，皮膚の知覚，感覚など多岐にわたっています．

　そのことからも，問診だけでなく，こうした技術を使った観察が看護診断には重要になっています．これらの領域の看護診断の指標や関連因子には，このフィジカルアセスメントによって収集される状態が多く含まれています．

　さらに，認知の状態を適切にとらえ判断するために，**GCS**（グラスゴー・コーマ・スケール）や**長谷川式認知症スケール**を用い客観的に表現することが重要になります．看護師の主観で判断するだけでなく，客観的データを示してアセスメントすることが求められているといえるでしょう．

7．自己知覚／自己概念パターン

　ここでは自己に対する知覚に焦点が当てられています．不安や恐怖，あるいは無力感，絶望などの情動に関するものと，自己の**アイデンティティ**や**自己価値**，ボディイメージに関する全般的な感情が分類されています．

　この中で，**自己概念**を説明した理論は，特に成人期において取り上げておくべき理論だと考えます．図4.9に看護領域に取り入れたコームズとスニッグ[*5]の自己概念を示しました．自己概念は，「自分は何者か」といった知覚・感覚で，身体的自己と人格自己があるとされています．身体的自己は，感覚的体験を通して得られるその人の身体に対する気づきです．

　一方，人格自己はその人自身に対する尊敬や価値で，その人の健康管理に対する考えや行動にも影響を与えます．身体的自己の障害は，**ボディイメージ混乱**として看護診断されており，この問題は身体の一部分を喪失することが原因で起こってくる感情であるといわれています．また，人格自己の障害は，自己尊重の混乱として表れるもので，**自尊感情状況的低下**と看護診断されています．これは自分に対する価値を低く持ったり，あるいはマイナスに評価することで起こるもので，自分に対する脅威や不安，あるいは無力感，自己尊重の低下として表れます．

　この理論をもっと具体的に「事例：右手を切断したピアニスト」をもとに解説すると，図4.10のように示すことができます．この理論は，その人の自己概念を3つのレベルに分けて，中心

[*5] コームズ（A. W. Combs）とスニッグ（D. Snygg）：本書で示したように，自己概念の理論について，自己には，内的自己，現象的自己，知覚領域の自己の3つの特徴があることを推奨した．

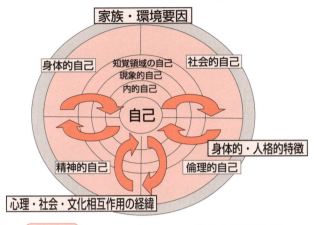

図4.9　コームズとスニッグの自己概念図

(June M. Thompsonほか編,川野雅資訳,石川稔生ほか監訳（1991）クリニカルナーシング1 看護診断：診断分類の理論的背景と診断名一覧, p.285, 図6, 医学書院より改変. Mosby's Clinical Nursing, Thompson, J. M. et al. © 1986 Mosby, with permission from Elsevier.)

のAをその人にとって必須の部分とし，重要な自己の側面であると位置づけています．この自己概念には複数の理論家が賛同しており，社会相互作用や重要他者との関係において形成されるものであるとされています．言い換えれば，その人の自己概念は，その人の生涯で得る社会的な経験を通して育まれるものであるとされているのです．

8．役割／関係パターン

　このパターンは，主に生活におけるその人の**役割**や**人間関係**から生じる患者の健康上の問題に焦点が当てられています．コミュニケーション障害や介護役割緊張，ペアレンティング障害[*6]，また悲嘆機能障害などが分類されています．そこで，ここでも成人期に必要な説明理論である，コミュニケーション論，危機理論，家族介護役割緊張領域の理論について述べましょう．

　コミュニケーション理論は，**図4.11**に示したように相手からの言語的メッセージを受け取り，内容を認知して，コミュニケーション技法を使って相手にメッセージを返すという過程を説明したものです．このルートのどこかで患者が機能障害を起こした状態であるのか看護診断します．ということは，患者の状態をアセスメントすると同時に，その状態を診断したときには，どの機能部分に看護治療を施すかの示唆もわかるようになっています．

　NDx：介護者役割緊張に関する領域の理論は，家族理論を含め，介護論などが含まれます．ここでは，家族介護者役割緊張がみられたときの概念枠組みを提示しました（**図4.12**）．

　ここに表されている状態は，この診断と家族介護者役割緊張リスク状態の診断指標や危険因子を示しています．また，**危機理論モデル**（**表4.2**）は，複数の理論家によって提唱されている喪

[*6]ペアレンティング障害：本来の養育者がその役割を果たせない状態と定義されている．親（ペアレント）という言葉が使われているが，血縁的なことよりも養育者という意味合いが強い．

【事例：右手を切断したピアニスト】

音楽の先生であること，あるいはピアノが上手だということは，Mさんの自己概念として育まれていることが考えられます．延命のための手術とはいっても，右手を切断したことは，Mさんの自己概念にとって衝撃的なことであることは間違いありません．

そう推論した看護師には，慎重に患者の状態を，感情や情動，また患者の訴え，しぐさや話し方，目線，手足の動きといった細やかな観察が求められます．また，この理論から考えると，直接患者に尋ねると同時に患者の重要他者からの情報もしっかり収集することが大切だと思われます．

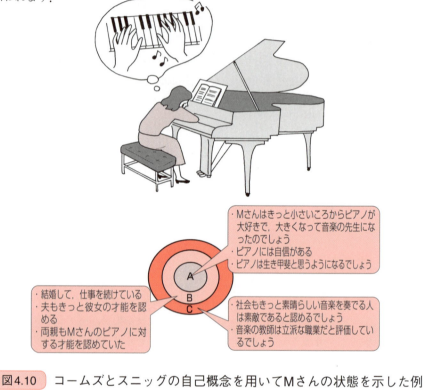

図4.10　コームズとスニッグの自己概念を用いてMさんの状態を示した例

失に関係するものです．キューブラー＝ロス[*7]の理論は，死による喪失に対する喪失感について，ボウルビー[*8]は子どもを失った母親の喪失感情を，またフィンク[*9]は，その他の喪失も含めた

[*7] キューブラー＝ロス：Elisabeth Kübler-Ross（1926〜2004）人間の死の悲嘆の特徴として，その5段階（ショック，怒り，とりひき，抑うつ，受容）のプロセスを論証した．

[*8] ボウルビー：John Bowlby（1907〜1990）3段階の悲嘆のプロセスについて：悲しみ，抑うつと愛着，愛着から離れて新しいものに興味を引くといった，特に子どもの母親との分離不安について論証した（愛着理論）．

[*9] フィンク：Stephen L. Fink　人生の中で起こる人間の危機の特徴とその4段階（衝撃，防衛的退行，承認，適応）適応プロセスについて論じた（危機理論）．

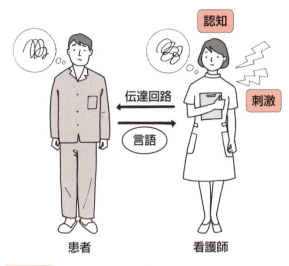

図4.11 コミュニケーションの構成要素と経路

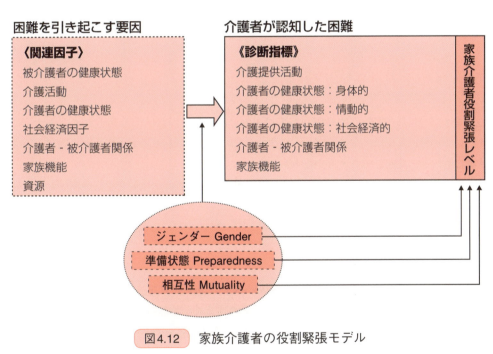

図4.12 家族介護者の役割緊張モデル

(山本洋子 作成)

喪失感における患者の適応までのプロセスを説明した理論です．

　これらの状態も，NDx：悲嘆，NDx：悲嘆複雑化，またNDx：社会的孤立などの指標や原因に反映されています．だからこそ，こうした診断の領域を説明している理論を理解することは診断するうえで重要なものとなるのです．

表4.2 危機理論モデル（悲嘆のプロセス）

理論家	危機のプロセス				
フィンク (Fink)	【衝撃】 強烈な不安 パニック 無力感 思考の混乱 胸苦しさ・頭痛 嘔気などの身体症状の発現	【防御的退行】 現実を回避：否定 無関心 願望思考 身体症状の回復	【承認】 自己イメージの喪失・悲痛 深い抑うつ 無感動 強い不安 混乱	【適応】 不安や抑うつの軽減 新しい価値観を構築する 自己イメージの修正	
キューブラー＝ロス (Kübler-Ross)	【否認・隔離】 死を認めようとしない	【怒り】 うらみ・羨望・激しい訴え	【取り引き】	【抑うつ】	【受容】
ボウルビー (Bowlby)	抗議・怒り 敬意・不信 ショック・否定 助けを探し求める・切望	絶望・抑うつ 引きこもり 退行・隔離 疎外	離脱 新しいことに興味を持つ 新しい愛情が芽生える 自分のライフスタイルの再構築		

（江川隆子編（2013）コンパクト新版 これなら使える看護診断：厳選NANDA-I看護診断83．p. 227，医学書院より転載）

9．セクシュアリティ／生殖パターン

性的機能障害やレイプ-心的外傷シンドロームに関する看護診断が分類されています．このパターンでの性的反応は，主に心理的・身体的なものが原因で起こるものですが，病気や治療の二次的なものとして起こることも少なくありません．

そこで，ここでのアセスメントは，**性的回避**や**恐怖心**を含め，二次的な反応の原因となる病気や治療も含めて観察する必要があります．

10．コーピング／ストレス耐性パターン

ここでは**ストレス**をその人がどのように**対処**していくかに焦点を当てています．ここでいう，ストレスの多くは，病態や治療からくるもので，介護からくる家族のストレスも含まれています．

普通は，このようなストレスに対して，多くの人は健康的に対処していくものですが，それがなんらかの原因で不健康に対処することになります．そうした看護範囲の問題を分類しているのがこのパターンです．このような心理的なストレス耐性を説明する理論に，ラザルス[*10]の理論（図4.13）があります．

この理論は，その人がストレスを受けたとき，どのように認知して，どのようなプロセスで発展していくか，またどのようにして対処の経路をたどり適応していくかを解説しているものです．患者へのアセスメントは，この全般的な範囲が対象となります．

[*10] ラザルス（Richard S. Lazarus）：ストレスに対して，コーピング（対処）がどのように身体・および心理に影響を与えるかを明らかにした．

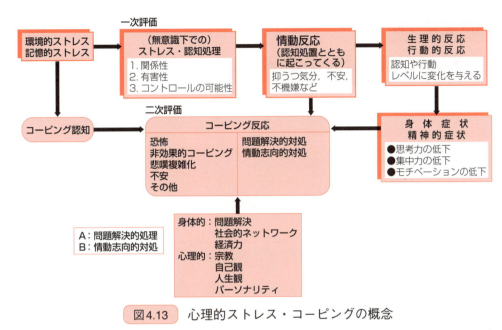

図4.13 心理的ストレス・コーピングの概念

(佐藤昭夫ほか編（1991）ストレスの仕組みと積極的対応，p.50，メディカグローブより転載，一部改変)

11．価値／信念パターン

　価値／信念に関する看護診断は，われわれ日本人にとって非常に理解しにくい領域の1つです．価値観には，絶対価値と相対価値があります．絶対価値とは，体温36.3℃，体重46.6kgといったものです．このパターンに分類されている看護診断は，もうひとつの相対価値に関係する領域です．特に宗教やその理念に関する価値のことです．なぜ，この価値に看護が注目するのでしょうか．それは，こうした個人の価値観は，その人の日常生活行動や健康行動，また生や死についてのその人の選択に大きく影響すると考えられているからです．

　敬虔なカソリック教徒が子宮がんにおかされていても堕胎を拒否する，また，ある宗教を信じている人が大量出血のために死に瀕しても輸血を拒否することがあります．これらは信仰・信条による価値観からくるもので，場合によっては，患者の持つ宗教観や社会的価値観からくる行動について観察する必要も出てきます．といって，このような状況の選択が患者やその家族に存在しない場合は，特にどんな宗教や価値を持っているかをあえて知る必要もないでしょう．

学習のポイント

□看護理論の推奨する看護視点と看護診断分類法の視点とを混同しないことです．看護理論の看護視点はその理論家の人間観から導かれたものです．一方，看護診断分類法の視点は，看護現象（看護診断）を看護学問的に分類したものです．もちろん，両方とも看護学体系の枠の中のもので類似した点は多々ありますが，目的が異なります．ゴードンの機能的健康パターンは，NANDA-Iの看護診断を臨床的な枠に分類したものです．したがって，看護理論とは異なりますが，臨床的と看護学問的という違いがあっても，看護診断を分類している点で看護診断分類法とは非常に類似しています．

□看護診断を看護実践に活用するなら，機能的健康パターンや松木光子氏の生活様式が臨床的にフィットするといえます．学問的な看護診断分類法を臨床に用いるのは，複雑になるかもしれません．

5

情報の整理・解釈・総合

● 本章の内容 ●

Ⅰ．情報の整理・解釈・総合
　1．アセスメントのタイプ
　2．看護上の問題を明確にするための関連図
　3．情報の整理
　4．情報の解釈
　5．情報の総合
学習のポイント

情報の整理・解釈・総合

1. アセスメントのタイプ

　情報の整理・解釈・総合の思考とは，患者全体を**系統的**に観察していくことです．第3章で述べたアセスメントツール（看護診断データベース）に，看護に必要な患者からの情報（看護現象を含む）を整理しながら，患者の看護上の問題を明らかにしていく過程です．

　学生の場合には，実習の観察用紙に整理していきます．情報の整理・解釈・総合の思考には，2つのタイプのアセスメント（観察・判断）があります．

①スクリーニング

　アセスメントのタイプの1つは，通常「患者の状態を**スクリーニングする**」といわれるものです．このアセスメントは，すべてのクラスターに分類されている看護診断が，患者に存在するか否かを明らかにするために，系統的かつ組織的に観察するものです．

　この方法のアセスメントは，観察の初期段階に用いられるものです．ほかにも，どこに患者の問題や訴えがあるのかが明確でないときに行います．

②フォーカスアセスメント

　一方，「情報の総合」の後によく用いられるものに，「**フォーカスアセスメント**」があります．フォーカスアセスメントは，看護上の問題が少し輪郭を現した状態といえます．どの部分の情報が必要かが明らかになってきたときに行うものです．

　たとえば「水分は1日に500mL摂取，排便は入院から6日間なく，入院時からベッド上安静」という情報があったとします．このことから，便秘ではないかと解釈されて情報が総合されたとします．しかし，便秘と判断するにはもう少し情報が必要だと考えられることがあります．そのようなときに，便秘についての不足している情報を収集します．これがフォーカスアセスメントです．つまり，ここでは，便秘に焦点（フォーカス）を当て，観察（アセスメント）することがあてはまります．

　また，患者の訴えや問題に焦点を当てて行うアセスメントもフォーカスアセスメントといいます．

2. 看護上の問題を明確にするための関連図

　患者から情報を収集するためには，その患者の医療状況を把握しておくことが重要です．そのために関連図による理解が必要となります．同じ病気であっても出てくる症状は患者によって異なるため，関連図の中に治療や医師の指示，症状等を入れることでその患者の医療状況になるのです（図5.1, 5.2, 5.3）．言い換えると，患者の治療や医師の指示，症状等を加えなければ，同じ病気であれば同じ関連図になります．図5.1は，左中大脳動脈梗塞に共通の病態関連図，図

5. 情報の整理・解釈・総合

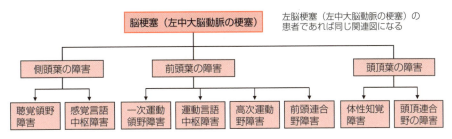

図5.1　病態関連図1：左脳梗塞の基本の関連図

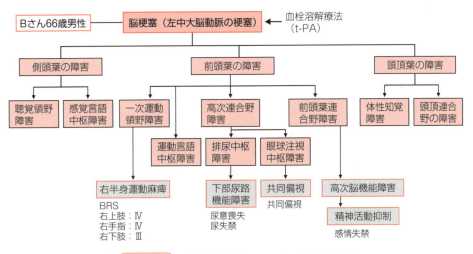

図5.2　病態関連図2：Bさんの関連図

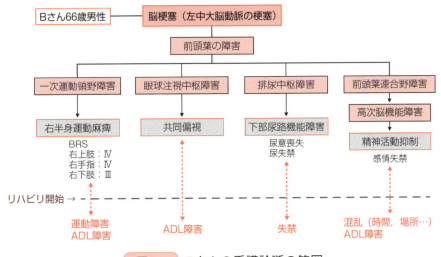

図5.3　Bさんの看護診断の範囲

5.2と図5.3は，Bさん（66歳，男性，左中大脳動脈梗塞）の関連図です．関連図を描くことで出ている症状が患者の医療状況に起因するものかどうかが鑑別しやすくなり，看護診断を導く際の看護上の問題の推論の根拠となります（Part 2 第1章 p.126を参照）．

3．情報の整理

この思考は，観察で収集した情報を看護診断のきっかけ（cue）ごとに整理することです．患者がたくさん話した中の情報や，看護師側が観察した中から，看護に必要な情報をクラスターごとに整理したものです．

しかし，それら整理されたすべての情報が看護診断のきっかけ情報になるとは限りません．したがって，次の思考であるこの情報の整理・解釈・総合で，クラスターごとに看護診断のきっかけ情報を整理する必要があります．これを「情報の整理」といいます．

4．情報の解釈

「情報の解釈」とは，情報を整理するにあたって用いる思考です．われわれは収集した情報の中から，看護診断のきっかけになる情報（診断指標にあげられている情報）を明らかにしなくてはなりません．そのためには，これらのきっかけ情報が，何という看護診断の情報かを解釈（判断）する必要があります．

たとえば「睡眠混乱と解釈できるが情報が不足している」と解釈する場合や，この情報からは看護診断の「不安」と判断できるが，状況から「正常範囲」であるとするとの解釈，さらには，これらの情報から「急性疼痛」との解釈ができ状況や疼痛の程度から「医療問題」であるとするような4つの基本的な解釈があります．言い換えれば，この例からだとある情報から「情報不足」という解釈，それから「正常範囲」であるという解釈，次は看護診断の「不安」であるとする解釈，最後は「医療問題」とする解釈の4つをさします．主は，看護診断に相当する情報をかたまりに整理していく過程です．そこで，情報をかたまりに整理する段階でほとんどが正常範囲の情報だと思われたものは，臨床では整理・解釈しないでしょう．

ここで重要なことは，これらの解釈には，整理された情報から，さらにもっとその解釈（判断）の根拠となる情報をあげて判断することです．つまり，「**根拠となる情報**」を提示して解釈していくことが必要となるのです．

5．情報の総合

「情報の総合」という思考は，クラスターごとで行った情報の整理・解釈に従って「根拠とした情報」をそれぞれの看護診断が属するクラスターに命題（問題名）をつけて集めることです．

そのときある「根拠情報」は解釈に従って，クラスターを超え，それぞれの命題のもとに総合されます．この総合思考によって，われわれは集められた関連情報が，より適切であるか，あるいは欠損情報がないかなど再度確認することができます．

不足や欠損情報が確認された場合には，看護師は，その不足あるいは欠損情報を患者，あるいはカルテや同僚から情報を収集します．ここでの特定の問題に対しての情報収集や観察も「フォーカスアセスメント」とよんでいます．

そして，このようなプロセスを経て総合されていくことで，情報の組織化，つまり情報がさらに洗練され，それぞれの問題の症状や原因が明らかになっていくのです．

以下に，Sさん（70歳，男性，左被殻出血）の事例により，病態関連図（図5.4）と，情報整理・解釈・総合の思考を図式化したものを示します（図5.5）．

【事例：脳出血患者の情報の整理・解釈・総合】

患者：Sさん．70歳，男性，左被殻出血．右半身麻痺．入院後2日目よりリハビリテーション開始．入院3日目の状態．

病状：共同偏視なし，右上下肢の運動・感覚麻痺が強くほとんど自力で動かすことができない．入院前より，見当識障害が強くなってきている．

ADL：

・移動：ベッド上では右麻痺のため，自力で動くことができず，左側臥位を取ることができない．坐位は介助でできるが，体位を保持できない．

・排泄：尿意はあるが，すぐに尿器が置いてある場所を忘れ，間に合わずおむつ内に尿漏れをしていることが多い．そのため，いつも仙骨部が湿潤している．

・更衣：坐位が自力で保持できないため，自力での更衣はできない．上着のマジックテープは左手で止めることができるが，下着のマジックテープは左手でも合わせられない．

皮膚の状態：

・仙骨部に直径10mmの水泡が2つと直径50mmの発赤がみられる．仙骨部の痛みは訴えていない．仙骨部に骨突出（0.8mm）がある．常に仙骨部に圧迫（体圧46mmHg）がある．

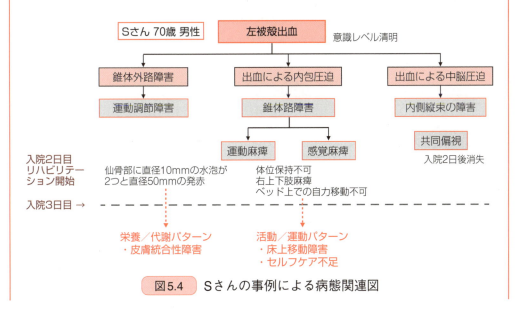

図5.4 Sさんの事例による病態関連図

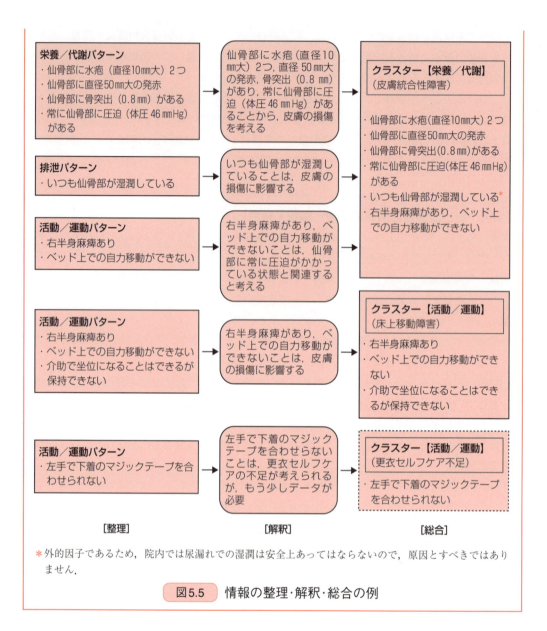

図5.5 情報の整理・解釈・総合の例

＊外的因子であるため，院内では尿漏れでの湿潤は安全上あってはならないので，原因とすべきではありません．

学習のポイント

☐ アセスメントの種類，きっかけ（cue）とその解釈について整理しましょう．
☐ フォーカスアセスメントとは，問題が少し輪郭を現したときに，その問題の範囲の状態について情報を集めることです．
☐「きっかけの情報」とは，看護診断の診断指標にある症状や関連因子のことです．
☐ 解釈は，基本的には4つありますが，かならずその解釈の根拠になる情報を見きわめてから解釈判断することが大切です．

6 情報の分析

本章の内容

Ⅰ．情報の分析
 1．どの看護診断か：分析①
 2．推論できる看護診断は何か：分析②
 3．どの推論が最も適合するか：分析③

学習のポイント

I 情報の分析

情報の分析とは，診断過程（アセスメント過程）での最終段階の思考です．この思考は「情報の分析」と「統合」に大きく分けることができます．ここでは，情報の分析について，第5章のSさんの事例を用いて解説します．

1. どの看護診断か：分析①

①原因と症状に分類

まず「総合された情報」を一つひとつ**分析**することから始まります．「情報の整理・解釈・総合」段階で，それぞれの命題のもとに総合された情報からなるものが「総合された情報」です．

最終的に，これらの情報が分析されるということは，それぞれの情報が，その現象（診断）の原因［E］か症状［S］に分類されることです．そのためには科学的根拠が必要となります．

図6.1に一例を示しました．皮膚組織に損傷がみられることから，**NDx：皮膚統合性障害**と考えられたのです．つまり，前段階の思考で皮膚統合性障害ではないかと**解釈**し，それが総合された情報になったのです．

②科学的根拠

看護診断を導き出す**科学的根拠**（エビデンス）として，われわれは身体的な問題については，生理学や病態学の論理を活用しています．また，看護学の中心となる患者の社会的，心理的問題については，社会学や心理学の理論を活用しています．不安や危機理論，ストレスコーピング理論といった**中範囲理論理論・小範囲理論**も活用します．

患者：Sさん．70歳，男性，左被殻出血．

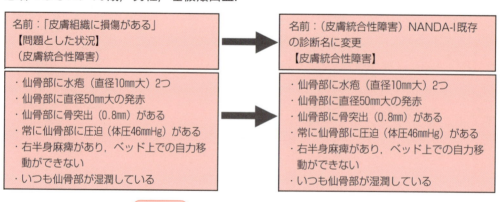

図6.1　どの看護診断があてはまるか

③さまざまな看護のための中範囲理論・小範囲理論

現在，看護理論とよばれるものには，オレムの「セルフケア理論＝Self-Care Deficit Theory of Nursing」，ロイの「適応モデル＝Adaptation Model」，ニューマンの「ヘルスケア・システムモデル＝Health Care Systems Model」など多くのものがあります．これらは看護における大理論といわれています．そのほかに，さまざまな看護場面における現象を記述するために「ストレス・コーピング理論」「エリクソンの心理・社会的発達理論」などの中範囲理論があります．つまりこれらの理論は，人間の不安や危機，ストレスとその対処における原因や要因，またはそのプロセス，症状について説明しているものです．そしてこれらを，看護領域では特に健康問題やその治療を起因に生じるこうした患者の状態を理解しようと考えているものです．

現在でも，これらの理論は総合された情報の分析には欠かせないものです．しかしながら，NANDA-Iが推奨している看護診断（看護現象）が用いられるようになり，特に心理・社会問題については多少変化してきています．これらの看護診断は，実は中範囲理論・小範囲理論をもとにして構築（抽出）された看護現象の説明理論ともいえるもので，また，総合された情報を分析するための科学的根拠として使うことができるのです．

④判断

分析の最初のステップにおける思考は，これらの総合された情報はどの看護診断（どの説明理論）として考えることができるか**判断**することです．ここでは**クリティカルシンキング**（判断思考）が求められます．

2．推論できる看護診断は何か：分析②

①思い込みか否か明らかにする

われわれが陥りやすい**思い込み**を最小限にするために，さらに，これらの総合された情報から，「**推論**」できる看護診断は存在しないだろうかと考えることが必要です．このようなクリティカルな思考によって，**分析①**でのクリティカルシンキングが，思い込みであるのか，そうではないのかを明らかにします．

②ほかにも考えられる看護診断は何か

図6.2にあるように，総合し組織化された情報は，皮膚統合性障害ではないかと，**分析①**で判断されました．そこで，ここでは柔軟な思考をもって，この判断以外にも考えられる（あるいは推論）看護診断はないだろうかと考えます．その結果，皮膚統合性障害リスク状態，褥瘡リスク状態，床上移動障害，機能性尿失禁ではないかといったいくつかの推論が出されました．

[皮膚統合性障害]	[推 論]
・仙骨部に水疱（直径10mm大）2つ ・仙骨部に直径50mm大の発赤 ・仙骨部に骨突出（0.8mm）がある ・常に仙骨部に圧迫（体圧46mmHg）がある ・右半身麻痺があり，ベッド上での自力移動ができない ・いつも仙骨部が湿潤している	1　皮膚統合性障害 2　皮膚統合性障害リスク状態（類推論） 3　褥瘡リスク状態（類推論） 4　床上移動障害（クラスター推論） 5　機能性尿失禁（　　〃　　）

図6.2　看護診断を推論する

③基準に沿った推論

　看護診断に精通している看護師が，総合された情報から，いくつかの看護診断を推論することは，それほど困難なことではありません．それでも，ある**基準**のもとに思考するほうが，より安全・正確であることは間違いありません．そうした基準になりうるものがいくつかあります．

　その1つが，**分析**①で判断した看護診断と同じ分類領域（ドメイン）や類（クラス）に分類されている看護診断です．これらは，それぞれの定義や診断指標が類似していることから同じ領域に収納されています．同じ領域の中でも同じ類にあるほうが，さらには，その類の中に示されている「診断概念」が同じであるほうがより類似しているといえます．そこで，この例では同じ看護概念のもとにある**皮膚統合性障害リスク状態**と**褥瘡リスク状態**があげられています．このような推論を（類）推論といっています．

　もう1つの基準は，情報の整理・解釈・総合に関係するものです．この例では，**床上移動障害**と**機能性尿失禁**です．これらの推論は，「ベッド上での自力移動ができない」「いつも仙骨部が湿潤している」といった情報が，情報の整理・解釈・総合の思考によって，ゴードンの機能的健康パターンの「活動／運動」と「排泄」のクラスターから移動してきた情報です．

　そして，看護師はそれぞれのクラスターに分類されている看護診断の中から，これらの情報を診断指標に含んでいる看護診断を探り，この2つの看護診断を**推論**したのです．つまり，情報の総合の前に，その情報が収集されていたクラスターに属する看護診断が推論の対象になったものです．

3．どの推論が最も適合するか：分析③

　分析の最後にあたるこの思考では，**分析**②の推論に沿って行います．推論されたNANDA-Iの**看護診断の定義**および**診断指標**と，総合されている情報とを照らし合わせ，どの推論が最も適合するのかを判断します．

　すなわち，この例では「仙骨部に直径10mmの水疱2つ，直径50mmの発赤，骨突出（0.8mm）がある，（右半身麻痺で自力移動ができないため）常に仙骨部に圧迫（体圧46mmHg）がある，いつも仙骨部が湿潤している」の状態です．この状態が推論した5つの看護診断，**NDx：皮膚統**

6. 情報の分析　　69

【問題とした状況】　-------------▶　既存の診断名に変更
（皮膚統合性障害）　　　　　　　　▶　NDx：皮膚統合性障害

・推論（皮膚統合性障害以外のこの状態の診断を推論する）
　①皮膚統合性障害リスク状態
　②褥瘡リスク状態
　③床上移動障害
　④機能性尿失禁

● 栄養／代謝のクラスターに統合されたデータ

・仙骨部に水疱（直径10mm大）2つ
・仙骨部に直径50mm大の発赤
・仙骨部に骨突出（0.8mm）がある
・常に仙骨部に圧迫（体圧46mmHg）がある
・右半身麻痺があり、ベッド上での自力移動ができない
・いつも仙骨部が湿潤している

そして、それぞれの推論に対して照合を行い、その結果データを分類する

● 分析を終えて統合されたデータ

NDx：皮膚統合性障害
E：（右半身麻痺で自力移動ができないため）* 常に仙骨部に圧迫（体圧46mmHg）がある
E：骨突出（0.8mm）がある
E：仙骨部の湿潤**
S：仙骨部に水疱（直径10mm大）2つ
　　仙骨部に直径50mm大の発赤

＊NDx：皮膚統合性障害には「移動ができない」という関連因子はないが、仙骨部の圧と関連していると判断したため（　）書きとした。
＊＊外的因子と考えられるものです。p.73 図7.2参照。

図6.3　分析のステップとその例

合性障害，NDx：皮膚統合性障害リスク状態，NDx：褥瘡リスク状態，NDx：床上移動障害，NDx：機能性尿失禁の、それぞれの定義や診断指標、関連因子とどれだけ一致するかについて判断するのです。

その結果、図6.3に示しているようにNDx：**皮膚統合性障害**の診断指標と関連因子とこの状態が最も適合したと判断されたとします。その結果として「仙骨部の直径10mmの水疱2つ、直径50mmの発赤」が皮膚統合性障害の徴候［S］として、また「（右半身麻痺で自力移動ができないため）常に仙骨部に圧迫（体圧46mmHg）がある」「骨突出（0.8mm）がある」「仙骨部の湿潤」が、その原因［E］と判断されます。

学習のポイント

□分析とは、統合された情報を、その情報の背景になっている理論を念頭におきながら、その情報の塊から推論される看護診断の診断指標や関連因子と照合していくことです。そして、照合した情報を症状［S］と関連因子［E］、あるいは危険因子［R］に分類することです。
□情報の塊に対する看護診断の推論（分析のステップ2）を本文で提示した原則に沿って行ってみましょう。

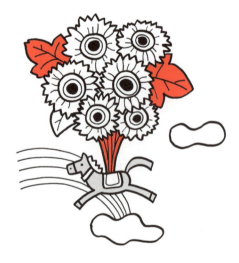

7 問題の統合

本章の内容

Ⅰ．問題の統合
  1．関連図を用いて理解する
  2．説明理論・経験的根拠に基づき関連づける
  3．問題の統合の考え方

学習のポイント

問題の統合

1. 関連図を用いて理解する

統合とは，抽出された看護診断を患者の全体像（治療状況を含む）の中で考察し，さらにおのおのの看護診断の間に関係があるかどうかを判断し，必要に応じて看護診断を統合することです．これには，最初のアセスメントで描いた**関連図**（図5.4）を用いて行うと理解しやすくなります．

関連図は，患者の医療背景や基本的な背景から，患者の「問題」が想起したと考え，描かれるものです．図7.1は，総合された情報が，**NDx：床上移動障害**，**NDx：機能性尿失禁**，**NDx：皮膚統合性障害**に分析され，矢印でその関連が導かれたものです．矢印は分析が終了すると追加されていくはずです．

そして，すべての「総合された情報」の分析が完了し整理すると，図7.2のように，**NDx：皮膚統合性障害**に一本化されます．

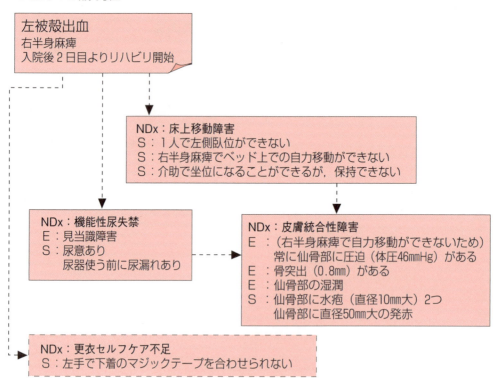

図7.1 関連図（統合前）

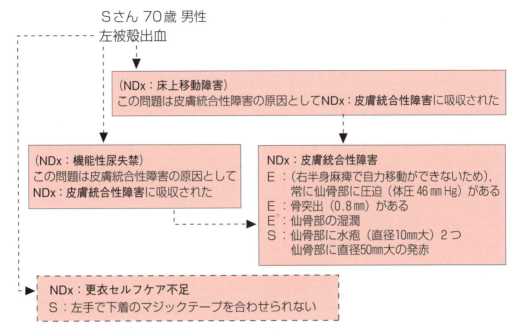

*外的因子と考えられるものです．院内では尿漏れで湿潤していることは安全上あってはならないことだからです．したがってEにすべきではありません．

図7.2 関連図（統合後）

2．説明理論・経験的根拠に基づき関連づける

　ここにあげている問題は，リハビリが開始された時期のものです．これらの矢印は，説明理論や経験的根拠に基づいて，問題と問題，あるいは医療状況による看護診断間の関係を「→」で示したものです．実習中に描く関連図には，かならず矢印の**根拠**を示すようにします．

　この根拠にあるものは，看護領域で用いている説明理論や生理学，解剖学，病態学といったもので，その発生機序も含まれています．しかしながら，看護領域で必要とする心理的および社会的あるいは身体的な発生機序は，十分に開発されていないものが多数あります．その場合には，一般論や経験から推論するようにします．

3．問題の統合の考え方

①統合の実際

　それでは，実際にこの関連図に沿って問題を統合していきましょう．**NDx：床上移動障害**は，右半身麻痺で自力移動できないことによる仙骨部への圧迫であることから，骨突出部への圧迫と関連することが考えられます．

　一方，**NDx：機能性尿失禁**も脳出血に認知障害を起因して起こっている尿失禁です．NDx：皮

膚統合性障害は，これらの2つの問題を原因として起こってきたと考えられます．この考え方で統合を考えれば，原因の部分を診断するのが一般的です．すなわち，原因側を早急に治療すれば，皮膚統合性障害は生じなかったはずです．また，機能性失禁も治療できれば**NDx：皮膚統合性障害**は発生しなかったとも考えます．

　しかしながら，実際にNDx：皮膚統合性障害は生じているので，この問題を早急に治療したいと看護師は考えるはずです．そして，この場合は，この1つの原因は，すでに看護過程の中でNDx：皮膚統合性障害の問題に入っていましたが，さらに確認を行ってNDx：皮膚統合性障害と看護診断します．

　しかし，看護師によってはリハビリ期であることから，NDx：皮膚統合性障害の原因であるNDx：床上移動障害，NDx：機能性尿失禁をNDx：皮膚統合性障害に吸収し診断し，さらに症状が出ているNDx：更衣セルフケア不足を診断するかもしれません．

　このように，統合の考え方は看護師によって多少の違いが生じることになりますので，看護診断に関するカンファレンスはこの段階で行うべきです．そして，看護師の頭の中で思考しているこの関連図をもとに議論すると，より客観的で専門的な議論と結果が得られるでしょう．

　また，こうした判断は臨床において患者の強い希望によっても問題の統合の変更，あるいはとりあげる診断が変わることもありえるでしょう．例えば，「歩行障害」→「排泄セルフケア不足」といった場合，一般的には「歩行障害」を診断することになります．しかし，患者は歩行の訓練よりも排泄行為の訓練を希望した場合，看護師はどうするでしょうか．一度は効率性を考えて歩行訓練をすすめるでしょう．それでも患者の希望を入れて，最終的には，「排泄セルフケア不足」を診断して，援助をすることになるかもしれません．臨床ではこのようなことは一般的なことでしょう．

　このような状況の中では，「歩行障害」は「排泄セルフケア不足」の仮説的な原因（関連因子）と考えることができます．

②統合にも論理が必要

　看護診断過程のどの段階にも，説明理論や経験的な**論理**が必要です．特に，情報を根拠とする判断が重要視されています．

　統合の段階も例外ではなく，理論的な根拠が乏しい場合には，問題間の関係の論証には経験的な根拠が用いられます．適切な情報や知識が十分にあれば，問題の統合も難しくはないでしょう．

学習のポイント

- □関連図は，記述的に思考を表現するのに最適です．
- □症状間の関係だけを見る関連図だけでなく，問題（さまざまな情報）間，あるいは看護診断間の関連図に発展させて，看護の範囲である患者の健康上の問題を見ていく能力を養うことが必要です．
- □具体から抽象，抽象から具体といった思考の展開を訓練し，さらにこの思考から，どこで問題を区別すべきかの鑑別能力を磨くことが重要です．

8 最終的な問題の照合

本章の内容

Ⅰ．看護診断指標，関連因子との照合
学習のポイント

看護診断指標，関連因子との照合

　統合を終えると，今度は最終的な判断をくだすために，再び看護診断された問題を，その看護診断の指標や関連因子と**照合**することになります．

　しかし，この照合は，統合によって**関連因子**や**診断指標**を他の問題から**吸収**した問題のみに行う照合の思考です．この場合には，すでにNDx：皮膚統合性障害は，NDx：床上移動障害やNDx：機能性尿失禁を診断する前から，これらの診断を原因として考えていました．そのため，統合で吸収したとはいえ，照合する必要はありません．

　もし，NDx：皮膚統合性障害が看護診断過程で，これらの診断を原因として判断されていなければ，NDx：**皮膚統合性障害**は再度，NANDA-Iの皮膚統合性障害の看護診断の診断指標や関連因子と照合し，情報を原因［E］と症状［S］に分析する必要があるでしょう．これを**最終的な照合**といいます．

　しかし，場合によっては，例えば，「床上移動障害」はNDx：皮膚統合性障害の関連因子と照合しても一致しないこともあるでしょう．そのような場合は，原因「E」とはせずに，仮説的因子として（　）で囲み（E）としておくことができます．そして，援助において補足的援助（または追加援助）としてあげることもできるでしょう．

学習のポイント

□照合は，統合によって関連因子や診断指標を他の問題から吸収した問題のみに行います．
□NANDA-Iの看護診断の診断指標や関連因子と照合し，情報を原因［E］と症状［S］に分析する必要がある，これを最終的な照合といいます．

9 看護診断

本章の内容

Ⅰ．看護診断の開発
　1．インフォームドコンセントとしての看護診断
　2．看護診断の分類
Ⅱ．看護診断分類の変遷
　1．分類法Ⅰについて
　2．分類法Ⅱについて
Ⅲ．看護診断の種類
　1．リスク・実在・ヘルスプロモーションで評価
　2．看護診断分類表
Ⅳ．臨床で使えない看護診断とは
　1．看護診断が困難なものもある
　2．安全／防御領域の看護診断に注意！
Ⅴ．看護診断の記述法
Ⅵ．看護診断の優先順位のつけ方
　1．患者の生理的状態が優先される
　2．統合をより多くした問題は優先性が高い
学習のポイント

看護診断の開発

1. インフォームドコンセントとしての看護診断

　看護診断は，再度の照合という思考を経て，判断されるものです．その後，施設によっては，受持ち看護師あるいはプライマリナースが，必要に応じて，ケースカンファレンスを開いて同僚の意見を聞き，最終的に看護診断を決定しているところもあります．こうした方法は，医師が患者の疾病の診断や治療の判断のために，回診の後でカンファレンスをして判断しているのと同様のものです．

　このような思考プロセスを経て判断された看護診断は，まずその看護治療計画と一緒に患者に説明して同意を得ることが必要です．これは看護における**インフォームドコンセント**の1つです．こうしたことをふまえ，看護診断について解説します．

2. 看護診断の分類

　看護診断の開発は，NANDAおよびNANDA-Iだけではなく，複数の団体が行ってきましたが，1973年の第1回北米看護診断会議におけるNANDAの看護診断が，その先駆的な存在として世界的に認められています．2018年現在で，244の看護診断が分類されています．そして，日本語をはじめとする多くの国の言語に翻訳されています．本書でも，このNANDA-Iの看護診断を用いています．**表9.1**は，「ゴードン看護診断マニュアル」に載っている臨床看護領域（成人看護系）の厳選看護診断ラベルです．

9. 看護診断

表9.1 臨床看護領域（成人看護系）の厳選看護診断ラベル一覧

●健康知覚・健康管理パターン
- リスク傾斜健康行動 　＊看護外来，在宅看護
- 非効果的自己健康管理 　＊看護外来，在宅看護
- ・感染リスク状態
- ・転倒リスク状態 　＊看護外来，在宅看護（入院時はリスクマネージメント適応）

●栄養・代謝パターン
- 栄養摂取消費バランス異常：必要量以下
- 嚥下障害
- 誤嚥リスク状態 　＊看護外来，在宅看護（入院時はリスクマネージメント適応）
- 口腔粘膜障害
- 体液量不足 　＊看護外来，在宅看護
- 皮膚統合性障害
- 皮膚統合性障害リスク状態
- 組織統合性障害
- 高体温 　＊看護外来，在宅看護

●排泄パターン
- ・便秘
- ・知覚的便秘
- 下痢
- 便失禁
- 機能性失禁（NANDA-I：機能性尿失禁）
- 反射性失禁（NANDA-I：反射性尿失禁）
- 腹圧性失禁（NANDA-I：腹圧性尿失禁）
- 切迫性失禁（NANDA-I：切迫性尿失禁）

●活動・運動パターン
- 活動耐性低下
- 身体可動性障害
- 歩行障害
- 車椅子移動障害
- 床上移動障害
- 移乗能力障害
- 徘徊
- 不使用性シンドロームリスク状態
- 入浴セルフケア不足
- 更衣セルフケア不足
- 摂食セルフケア不足
- 排泄セルフケア不足
- 非効果的気道浄化
- 非効果的呼吸パターン

●睡眠・休息パターン
- 睡眠パターン混乱

●認知・知覚パターン
- 急性疼痛
- 慢性疼痛
- 片側無視
- 知識不足
- 急性混乱
- 慢性混乱
- 状況解釈障害性シンドローム
- 記憶障害

●自己知覚・自己概念パターン
- 不安
- 死の不安
- 無力
- 自己尊重状況的低下
- ボディイメージ混乱

●役割・関係パターン
- 悲嘆
- 言語的コミュニケーション障害

●セクシュアリティ・生殖パターン
- 性的機能障害 　＊日本では医療として医師が治療している

●コーピング・ストレス耐性パターン
- 非効果的コーピング
- 自殺リスク状態 　＊入院時はリスクマネージメントで適応
- 家族コーピング妥協化
- 心的外傷後シンドローム

●価値・信念パターン
- 霊的苦悩

(M.ゴードン著，看護アセスメント研究会訳（2010）ゴードン看護診断マニュアル 原書第11版（2013，第1版4刷），医学書院，p.76より転載)

Ⅱ 看護診断分類の変遷

　1973年の第1回北米看護診断会議で提案された34の看護診断名は，アルファベット順の配列で示されていました．しかし第2回の会議で，カリスタ・ロイ博士から看護診断の開発には，一貫した序列づくりの原理[*1]が必要であるとの提案がなされました．そして，第3回大会（会議から大会へ）では16人の理論家グループで，ロイ博士の提案された演繹的アプローチが議論されました．その結果，1982年の第5回大会で，マーサ・ロジャーズ博士の看護理論の人間観をもとにした，**図9.1**に示した概念ツリー，**タクソノミⅠ**（分類法Ⅰ）が提案されました．このツリーの階層構造は，理論的用語でいえば，上のレベルから大概念，中概念，小概念とよばれているものです．この小概念が看護診断にあたります．

1．分類法Ⅰについて

　分類法Ⅰは，前述のように概念ツリー構造になっています．つまり看護診断では，相互作用（Interaction），行為（Action）と感動（Moving）で，それらの**下位概念**は，「交換」「伝達」「関係」などの9つの概念に分けられています．一般に分類法Ⅰとよばれているものは，これらの下位概念をレベル1とし，さらにその下の概念（レベル2，レベル3，レベル4）へと展開する構造です．

　その構造を，具体的に「交換」の〈栄養〉で説明したものが**図9.1**です．最初のレベル1が大概念である「交換」を，次のレベル2が中概念の「栄養状態の変調」を，また次のレベル3は「細胞性」と「全身性」を示しています．このレベルではまだ看護診断が見つけられていませんが，レベル3の「全身性」には，3つの看護診断が抽出されています．よって，次のレベル4ではそれぞれの看護診断をさしていることになります．

　このように，この配列は，概念ツリー構造によって，それぞれの看護診断の位置を概念関係で統一しているわけです．しかし，こうした分類の表示法は，「NANDA看護診断：定義と分類1999-2000」まで使用されておりましたが，現在では使用されていません．

　また，このNANDAの看護診断名は，ヘルスケア用語コードに関する米国国立医学図書館（NLM）の勧告に基づいて，32ビット整数[*2]で示されるようになっています．このコード番号は，分類法（タクソノミⅠ）の順列に沿ったものです．00001は，NDx：栄養摂取消費バランス異常：必要量以上[*3]となっていました．

[*1]序列づくりの原理：当初は看護上の問題がジャンルに無関係にアルファベット順に並べられているだけであったが，カリスタ・ロイ博士の提言により，タクソノミⅠ（分類法Ⅰ）が提案された．
[*2]32ビット整数：米国国立医学図書館の勧告に沿ったコード構造である．つまり，この整数でも看護診断を特定することができる．
[*3]「栄養摂取消費バランス異常：必要量以上」：この診断名は「NANDA-I 分類法Ⅱ2015-2017」で削除され，新しい診断名「過体重」「肥満」に置き換わった．

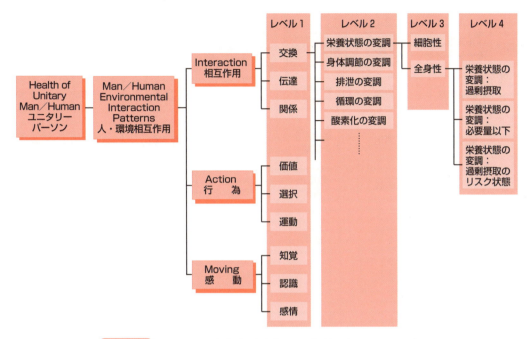

図9.1　NANDA看護診断分類：分類法（タクソノミ）Ⅰ

（Nursing Diagnosis Taxonomy 8th conferenceを参考に作成）

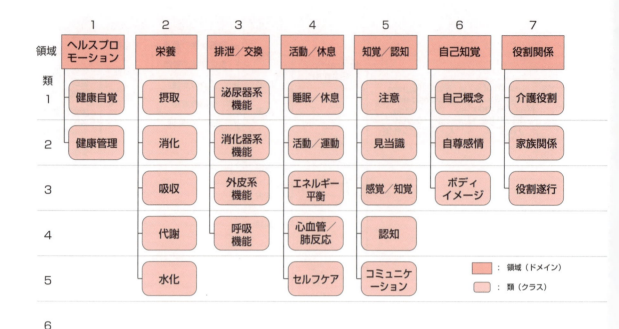

図9.2 NANDA-I 看護診断分類：分類法Ⅱ領域と類

(T. ヘザー・ハードマン，上鶴重美原書編集，上鶴重美訳（2018）NANDA-I看護診断：定義と分類 2018-2020 原書第11版，p.87，医学書院より転載)

2. 分類法Ⅱについて

①領域（ドメイン）と類（クラス）の構造

　一方，看護診断分類Ⅱは，「NANDA 看護診断 定義と分類 2001-2002」（医学書院）から採用されていますが，これは，**分類法Ⅱ**とよばれており，1998年13回大会（セントルイス）で提案されたものです．この構造は，13の**領域（ドメイン）**層と47の**類（クラス）**層，**看護診断**層で構成されていて（図9.2），「領域」の定義により「類」が分類され，「類」に示された定義に従って看護診断が配列されています．

　この構造を「領域1」のヘルスプロモーションの例を用いて説明しましょう（図9.3）．「領域1：ヘルスプロモーション」は，「類1：健康自覚」と「類2：健康管理」の2つの「類」に分類されています．ヘルスプロモーションの定義は「安寧状態または機能の正常性の自覚，およびその安寧状態または機能の正常性のコントロールの維持と強化のために用いられる方略」，健康自覚の定義は，「正常機能と安寧状態の認知」，健康管理の定義は「健康と安寧状態を維持するための活動を明らかにし，コントロールし，実行し，統合すること」となっています．看護診断名は，これらの「類」の定義に従って，図9.3に示したように分類されています．

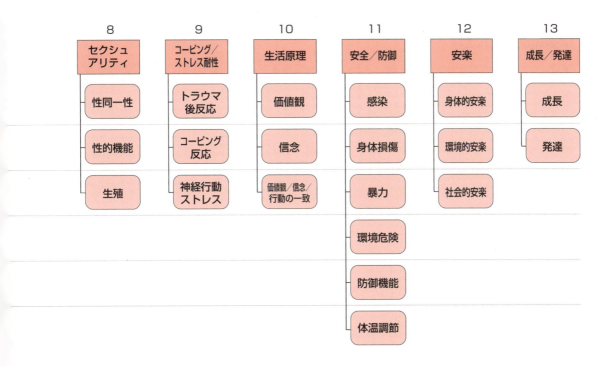
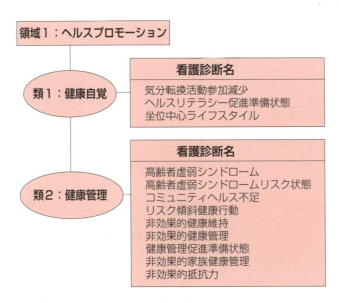

図9.3　NANDA-I 看護診断分類法Ⅱの領域1の類と看護診断名の関係

②多軸システムとは

また，分類法Ⅱの看護診断は，**多軸システム**を使って構成されています．軸には，①診断の焦点，②診断の対象，③判断，④部位，⑤年齢，⑥時間，⑦診断の状態の7つの軸があり，2005年の分類法改訂時に**表9.2**のように定義されました．これは，ISO（国際標準化機構）の看護診断の参照用語モデル（焦点，情報の主体，判断，部位，側面）に対応しています．

看護診断に7つの軸のすべてが備わっているとは限りませんが，①診断の焦点，②診断の対象，③判断は，看護診断には不可欠な要素です．しかし，例えば「悪心」のように，診断の焦点が判断を含んでいることや，診断の対象が明確ではないものもあります．看護診断の開発委員会では，新しい看護診断名を提案する場合は，これらの軸の要素を備えることを求めています．

③多軸システムの実例

実際の看護診断の例をとって説明しましょう．「領域2 栄養」の「類5 水化」に分類されている**体液量不足リスク状態**と「類1 摂取」に分類されている**嚥下障害**の2つの診断名と，それぞれの軸との関係を**図9.4**，**9.5**に示しました．

体液量不足リスク状態では，大文字で提示されている〈体液量〉が診断の焦点であり，〈不足〉が判断で，〈リスク状態〉は診断の状態を示します．

嚥下障害では，〈嚥下〉が診断の焦点であり，〈障害〉が判断で，診断の状態の軸は〈問題の実在〉となります．

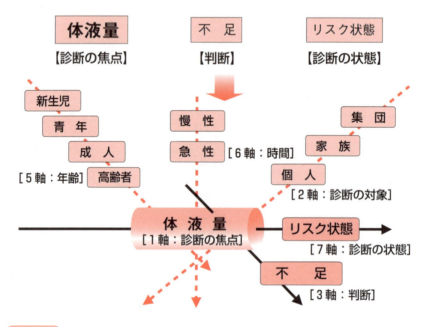

図9.4 診断名と軸との関係〈体液量不足リスク状態〉

9. 看護診断

表9.2 分類法Ⅱの各軸の定義

軸	定義
第1軸 診断の焦点	●診断概念の主要な要素（基礎） ●必須の部分，根本である ●診断の焦点は1つ以上の名詞でなることが多い．ある場合は形容詞（例：スピリチュアル）が診断の焦点（スピリチュアルペイン）を表すために，名詞（ペイン）とともに用いられることがある
第2軸 診断の対象	●看護診断を確定される人（人々）と定義 ●要素は個人，介護者，家族，集団，地域社会／コミュニティ ＊診断の対象が明確に述べられない場合は既定値で「個人」となる
第3軸 判 断	●記述語や修飾語であり，診断の焦点の意味を限定または指定するものと定義 ●要素は複雑化，毀損，減少，不足，遅延，不均衡，無力化，混乱，統合障害，非効果的など
第4軸 部 位	●身体の一部／部分やそれらに関連する機能（組織，器官，解剖学的部分または構造） ●要素はベッド，車椅子，各臓器あるいは部位など
第5軸 年 齢	●診断の対象の個人の年齢 ●要素は胎児，新生児，乳児，小児，青年，成人，高齢者
第6軸 時 間	●時間は診断の焦点（第1軸）の持続期間と定義 ●要素は急性，慢性，持続的，間欠的，周手術期，状況的 ＊急性：3か月未満の持続 ＊慢性：3か月以上の持続 ＊持続的：途切れない，停止せずに起こる ＊間欠的：間隔をおいて，定期的，周期的に停止したり再開が起こる ＊周手術期：手術時あるいは手術の前後に起こるまたは行われる ＊状況的：人が自己を見つめる一連の状況に関連する
第7軸 診断の状態	●問題／シンドロームの実在または潜在，あるいはヘルスプロモーション型の診断の分類化 ●要素は問題焦点型，ヘルスプロモーション型，リスク型

(T. ヘザー・ハードマン，上鶴重美原書編集，上鶴重美訳（2018）NANDA-I看護診断：定義と分類 2018-2020 原書第11版，p.108〜117，医学書院を参考に作成)

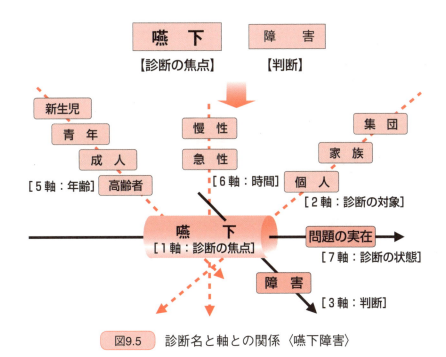

図9.5　診断名と軸との関係〈嚥下障害〉

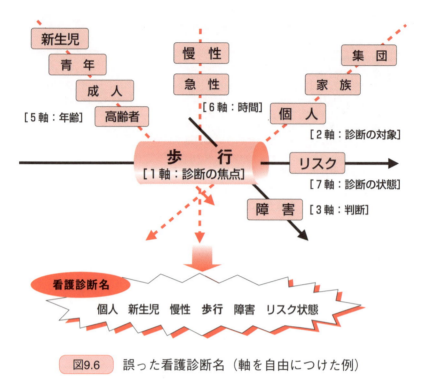

図9.6　誤った看護診断名（軸を自由につけた例）

（江川隆子（2003）看護診断分類タクソノミーⅡの解説，看護診断，8(1)，p.96より転載，一部改変）

④記載されない軸への対応

　この両診断とも家族に対するものか地域に対するものか，ケア単位についての記載がありません．NANDA-Iでは，家族に対するものと地域に対するケア単位は，少数ですが明示しています．つまり，地域あるいは家族と記述していない看護診断は，すべて個人（クライエント個人）に対する診断であると解釈できます．

　しかし，この2つの診断には，時間軸である急性・慢性の区別や高齢者・小児かといった年齢軸の記載がありません．したがって，現時点では，これらの診断は，一般には成人を対象にしたものなのですが，小児あるいは高齢者に使用する場合は，それぞれの診断指標（徴候）や関連因子（原因）の中から年齢に即したものを選んで使用することになります．

　そこで，今後この2つの診断を含めて，もっと看護診断指標をスムーズに活用するためには，これらの7軸を用いて看護診断指標の研究検証が重点的に行われる必要があります．それは，看護が**実践の科学**であるため，それぞれの診断に対する看護治療（援助）を構築するうえで最も重要になります．

　しかし，だからといって，図9.6に示したような不確かな看護診断にいきつかないことを願いたいものです．

Ⅲ 看護診断の種類

1. リスク・実在・ヘルスプロモーションで評価

①どのような状態にあるか

　看護診断の評価値は，第7軸の診断の状態で示されているように，リスク・実在・ヘルスプロモーション型です．従来存在した「ウエルネス型」は「ヘルスプロモーション型」に変換されています．これらの定義にそって図式化すると図9.7のようになります．実在型とは「事実として，また現実の状態として障害や喪失が起こっている健康状態」をさします．一方，リスク型は「身体損傷や喪失の機会を増加させる因子への曝露の結果としての健康状態」です．さらにヘルスプロモーション型とは，どのような患者（対象）の健康状態でも使うことができます．しかしこの

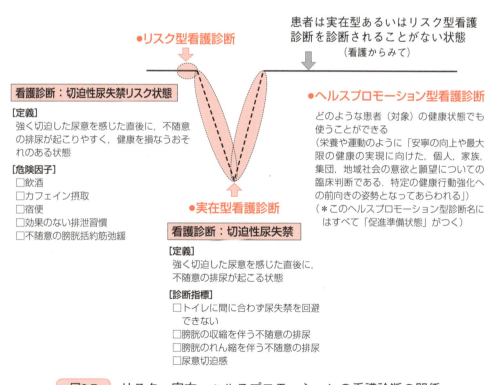

図9.7　リスク・実在・ヘルスプロモーションの看護診断の関係

(T. ヘザー・ハードマン，上鶴重美原書編集，上鶴重美訳（2018）NANDA-I看護診断：定義と分類 2018-2020 原書第11版，p.228〜229，医学書院より一部転載)

状態の看護診断は，哲学的には理解できるものですが，実在型看護診断の指標にも存在する，患者のレディネスを示す状態との区別など，解決されるべき問題が多く残っています．したがって，どの看護場面で活用されるものか不明瞭であるのが現状です．

②危険因子は？

これを具体的に看護診断で説明してみましょう．「リスク」の看護診断というのは，**危険因子**とされる原因は存在するが，それらの危険因子に伴う徴候や症状が現れていないものをいいます．そして，診断指標に示されている症状や徴候が現れている診断を「実在」する看護診断といいます．ヘルスプロモーションは，「実在」「リスク」の看護診断が診断されることがない状態で，「安寧を増大させ人間に可能な限りの健康を実現させたいという願望に動機づけられた」状態です．この診断は，第3軸の判断として「準備状態」といった記述語が用いられるのが特徴です．

2．看護診断分類表

①基礎理論にあたる領域（ドメイン），類（クラス），診断の焦点

前述のように，NANDA-I看護分類は分類法Ⅱが用いられています．したがって，2018年現在，244の看護診断は，13の領域（ドメイン）に分類され，さらにそれぞれの領域の中で，それぞれいくつかの類（クラス）に分類されています．看護診断名は，**診断の焦点**が示されています．たとえば，「**領域1　ヘルスプロモーション**」「**類2　健康管理**」の看護診断では，「**高齢者虚弱シンドローム**」，「**コミュニティヘルス不足**」のヘルス，「**リスク傾斜健康行動**」の健康行動，「**非効果的健康管理**」の健康管理といったものです．言い換えれば，看護診断の基礎理論にあたる部分です．つまり，これらは先に述べた中範囲理論・小範囲理論にあたるものであり，看護診断の学習には欠かせません．

②英語版ではアルファベット順

看護診断に関する記載内容は英語版も日本語版も同じですが，NANDA-Iの原本では，看護診断は類においては診断の焦点に基づいてアルファベット順に並べられています．たとえば，非効果的**健康管理**"Ineffective **health management**"は，「**領域1　ヘルスプロモーション**」「**類2　健康管理**」「**診断の焦点　健康管理**」というように記述されており，この診断の焦点の英語名は，"**health management**"ですから，アルファベット順の"**H**"の行にあります．

Ⅳ 臨床で使えない看護診断とは

1．看護診断が困難なものもある

①個人・家族・地域に関する看護上の問題

　看護診断の分類表を見てわかるように，看護診断には，患者「個人」に対するもの，患者を家庭で介護する「家族」に対するものと「地域」全体を診断するものに大別されています．しかし，NANDA-Iの看護診断は，患者個人に対する看護上の問題を評価する看護診断が，現時点では中心になっています．

　したがって，前述したように診断の対象（第2軸）で「家族」と記述されている看護診断だけが，家庭で患者の療養生活を支えている家族に対する看護上の問題を評価する看護診断です．また，記述語で「地域」と記載されている看護診断は，保健師が地域全体に対して看護上の問題を評価する看護診断です．

②看護診断をすることが困難な対象者

看護診断の分類表からいくつかの疑問が浮かび上がってくるのではないでしょうか？

1）健康な対象者に対する看護診断はあるのでしょうか？

　看護診断は，疾病や治療の経過の中で，患者に生じる看護治療を必要とする状態・状況です．したがって，健康な人に看護診断をすることはないでしょう．また，手術目的で独歩入院してきた患者は，すぐに看護診断をする状態・状況はないでしょう．ただし，入院に際して，保助看法第5条（診療の補助・療養上の世話（ADLケア））の看護援助は開始されます（第1章を参照）．

2）「〇〇〇促進準備状態」の看護診断は，正常な状態を判断するものではないのでしょうか？

　このタイプの看護診断は，看護診断の種類で「ヘルスプロモーション」に属します．通常，この看護診断は，実在する「看護診断の状態」が看護治療によって改善に向かっており，ここからは，「〇〇〇促進準備状態」と判断し，看護治療を段々と少なくしようとするときに判断される看護診断です．

3）病気や危険行為などに対する認識が低い，あるいはない対象に対する看護診断はあるでしょうか？

　看護診断に対する看護治療は，患者が同意し，看護師と協働して行うものです．したがって，統合失調症や認知症の患者，また非常に知能が低い患者，また6歳以下の子ども（子どもの成長によって差はある）などには，現存する看護診断を適応するのは困難であると考えます．言い換えれば，このような患者からは，診断指標や関連因子，危険因子に関する情報の収集が困難なため，正確な看護診断ができないと考えられます．

表9.3 認知症の患者に対し使うことが難しい診断領域

領域	考え方	看護診断
1：ヘルスプロモーション	認知機能が低下するため，機能のコントロールができなくなる．	非効果的健康管理，リスク傾斜健康行動など
4：活動／休息	認知機能が低下するため指示が入っていかない．	不眠，歩行障害，セルフケア不足など
5：知覚／認知	認知症の中核・周辺症状との区別ができにくいことが多い．	急性混乱，記憶障害など
6：自己知覚	自己についての認知がないと使えない．	自尊感情状況的低下，ボディイメージ混乱など
9：コーピング／ストレス耐性	認知機能低下があると症状を読み取ることができない．また，認知症の症状との区別もわかりにくい．	不安，悲嘆など
11：安全／防御	予防するという認識がなくなるため，安全管理ができなくなる．	転倒転落リスク状態，感染リスク状態など

　表9.3は，認知症の患者に対して，特に診断することが困難な看護診断を表にしたものです．認知症が進行しても，「褥瘡リスク状態」「褥瘡」や「皮膚統合リスク状態」「皮膚統合障害」など，看護師が「観察」し得るもので，患者の力を借りずに看護治療が実施できるような看護診断は判断できます．一方で，認識・認知力が関係する「転倒転落リスク状態」「ボディイメージ混乱」「悲嘆」「自尊感情低下」などの看護診断を判断することはできないでしょう．

　このような対象者は，第1章で述べたように，看護師固有の独立業務である保助看法第5条の〈療養上の世話〉すなわち，ADLケアの仕方に工夫を要すると考えます．

　図9.8は，看護診断を適応するのは困難であると考えられる精神疾患等の患者と，それ以外の患者のADLケアを比較して示したものです．精神疾患等の患者のADLに対しては，特別なプログラムが必要になるということを示しています．例えば，ADLケアは，一般的には，一部介助あるいは全面介助などをしますが，6歳以下の子どもへのADLケアは，成長を促すような工夫が必要です．また，認知症や統合失調症の患者などには，時間の設定や誘導に何らかの工夫が必要になります．

③慢性疾患患者の自己管理行動

　一方，「家族」「地域」といった記述語がない看護診断であっても，診断の定義から考えると臨床では，診断が困難なものがいくつかあります．その1つが，慢性疾患患者の自己管理行動を評価する**非効果的健康管理**という看護診断です．定義にある「〜治療計画を調整して日々の生活に取り入れるパターン」ということについて，病院での日常生活でなく，患者の家庭での日常生活と考えると理解できるでしょう．また，この実在の看護診断を判断するための診断指標は，病院の環境では見きわめにくいということもあります．医療者がきちんと，患者が管理行動を起こしやすいようなよい環境をつくっているからです．

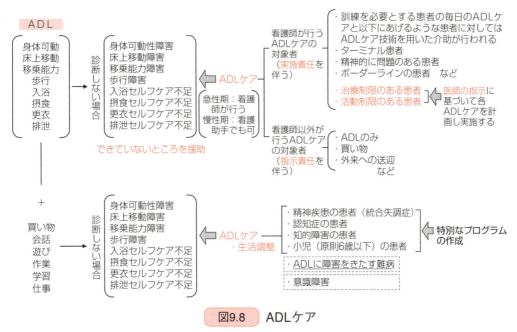

図9.8 ADLケア

(江川隆子編(2013)コンパクト新版 これなら使える看護診断:厳選NANDA-I看護診断83. p.102, 医学書院を参考に作成)

同時に,われわれがこうした患者の管理行動に対して多くの時間を割いているのは,病状が悪くなってきた場合であっても,**非効果的健康管理**という状態を退院後に再度起こさないようにするための援助であるはずです.

すなわち,症状を取り除くことよりも,その危険因子を患者と一緒に解決しようとしているはずです.それは〈リスク状態〉の看護診断に対する援助の基本的な考え方です.したがって,こうした意味からこの診断が施設内で使われることが少ないと考えられています.

④関連因子の変化・消失で評価

しかし,この看護診断の限界を理解したうえで,施設内で使用する場合,患者が表出していた,あるいは現在している診断指標(徴候)に主眼をおかず,**NDx:非効果的健康管理の関連因子(危険因子)**に着目して診断することを薦めます.そして,その関連因子に対する看護治療をし,その診断と援助の評価については,その関連因子の変化や消失で評価することです.

したがって,NANDA-Iにはありませんが,この診断に限って,**NDx:非効果的健康管理(リスク状態):糖尿病食1600kcal**として,R(因子)は,この診断のE(関連因子)を特定したうえで診断します.

2．安全／防御領域の看護診断に注意！

「領域11 安全／防御」に分類されているNDx：身体外傷リスク状態，NDx：身体損傷リスク状態，NDx：転倒転落リスク状態などは，危険因子を見ればわかるように，病院内では考えられないような，またあってはならないような環境因子があげられています．

このことは，何を意味しているのでしょうか．危険因子からみて，これらの多くは地域看護師が用いる看護診断でもあるということです．言い換えれば，施設内でこれらの診断を用いる場合は，患者のもつ内的（危険）因子が危険因子である場合に限られることになります．

しかし，これらを施設内で用いるときは，外的（危険）因子は病院で組織的にコントロールされていることが必須条件になります．しかし，その中でも表9.4に示したNDx：身体外傷リスク状態は，入院している患者に対して診断されるものではなさそうです．その理由は，この診断がもつ危険因子と診断の定義にあります．具体的にいえば，表に示したものは危険因子の一部分ですが，このような因子が病院内で存在していることが考えられないからです．また，定義にあるような「不慮の事故による組織損傷」は病院内で起こしてはならないものだからです．

表9.4 NANDA-I 看護診断-定義と分類による「身体外傷リスク状態」

領域11	安全／防御
類2	身体損傷

看護診断（NDx）：身体外傷リスク状態
【定義】突然発症し重症で，早急に対応が必要な，身体的障害を受けやすい状態
【危険因子】《外的》
- 身近に凶器がある
- 非常に熱い風呂に入る
- 子どもが自動車の助手席に座る
- 不良品の電化製品
- ガス器具の着火の遅れ
- 腐食剤への曝露
- 危険な機械類への接触
- 危険物で遊ぶ
（他略）

《内的》
- バランス障害
- 脱力感
- 情緒障害
- 視力が不十分
（他略）

（T．ヘザー・ハードマン，上鶴重美原書編集，上鶴重美訳（2018）NANDA-I看護診断：定義と分類 2018-2020 原書第11版，p.509〜510，医学書院より一部転載）

【事例：最近失明した患者】

　患者Aさんは，失明し再度血糖のコントロールのために入院してきました．そのとき看護師は，こう判断しました．

　Aさんの失明（内的因子）はごく最近のことである．Aさんのベッドは古い形式の上下のできない高いベッドである．浴室は手すりも，滑り止めもついていない（外的因子）．

看護診断（NDx）：身体外傷リスク状態
危険因子：最近の失明，高いベッド，手すりや滑り止めのない浴槽

　高いベッドや手すりや滑り止めのない浴槽は，病院であれば患者の周囲から排除しておかなければならない環境です．一般的にいって，どの病院でも患者の安全対策のためにこうした環境を常日ごろから整えているはずです．たとえば，ある看護師がこの診断をAさんにつけて，そのAさんが数日後にベッドから転落した事故が起こったとします．これは，ベッドが高かったから起きたと判断されたなら，それは医療ミスといわれる行為になってしまいます．

　したがって，それでも病院（施設）内で，この診断をつけたいならば，診断前に，これらの外的因子をコントロールできる施設の安全基準が要求されることになります．そのうえで，Aさんに対する診断は，以下のように判断されるべきです．

看護診断（NDx）：身体外傷リスク状態
危険因子：最近の失明

　そして，この診断に対する看護治療は，さらなる環境の安全コントロールと安全に対する患者指導が中心になります．しかし，この診断は，前述の理由から，本来は病院（施設）内でつけるものではないと考えます．

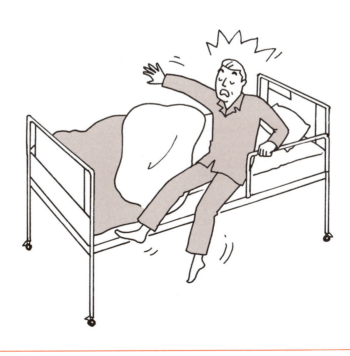

看護診断の記述法

　看護診断の記述方法には，特に定義されたものはありません．一般的には，次の2つの種類が使われています．①原因句と診断句を「関連した」という動詞で結ぶもの，②PES式とよんでいるもので，看護診断（問題＝P：problem）と原因（E：etiology），徴候（S：symptom）で示すものです．

---
①原因句と診断句で結ぶもの
　例：麻痺による骨突出部の圧迫
　　　皮膚の湿潤に関連した皮膚統合性障害

②PES式
　NDx＝看護診断（P）：**皮膚統合性障害**
　　　　　E：麻痺による骨突出部の圧迫，皮膚の湿潤
　　　　　S：殿部20×30mmの発赤と皮膚の剝離，ひりひり感あり，滲出液なし

　現在，看護診断に対する看護治療（援助）の成果が重要視されてきています．言い換えれば，看護診断の原因や症状がどのような状態になるかを成果としてみるということになります．
　その場合，実在する看護診断においては，原因だけでなく，表出されている状態（症状）も援助によってどう変化したかをみる必要があります．したがって，症状の明記は不可欠になります．臨床でもPES式の記載方法を取り入れることを薦めています．

 # 看護診断の優先順位のつけ方

1．患者の生理的状態が優先される

　看護診断の**優先順位**の決定にも，特に定義されたものはありません．しかし，次のようなことが判定の基準になると考えます．まず，診断の種類での優先性では「実在型の看護診断」が「リスク型の看護診断」よりも「ヘルスプロモーション型の看護診断」よりも優先され，問題の属性，つまり患者の生理的状態が，心理あるいは社会的な問題よりも優先されます．
　たとえばNDx：急性疼痛，NDx：急性混乱，NDx：便失禁などは，NDx：不安，NDx：ボディイメージ混乱よりも優先性が高いでしょう．しかしながら，安寧という点からは，NDx：不安もNDx：ボディイメージ混乱も，患者のもつ治療背景によっては，優先性がこれらと同等に高くなります．

2. 統合をより多くした問題は優先性が高い

このほかに，このNDx：不安か，あるいはNDx：便失禁かを判断するヒントは，統合（関連図）の思考の中にもあります．それは，分析過程における看護診断および問題の統合で，分析されたいくつかの看護診断から，ある看護診断は，他の看護診断を成り行きの症状と判断して統合します．

この統合により多くした看護診断を統合したほうが，統合しなかった看護診断よりも優先性が高いと考えられます．統合された看護診断は，その看護診断に対する看護治療（援助）によって，そこに統合されたその他の看護診断も解決できるからです（第7章「問題の統合」を参照）．

＊

看護診断における優先性は，以上のように確固とした根拠はありません．しかしながら，看護師が医師の指示のもとでケアをしている医療問題（共同問題を含む）では，患者の生命を左右する状態や状況が最も優先されます．また，これらの問題は，周知のように看護診断よりも優先性が高いものです．

学習のポイント

- □看護診断の種類は，リスク型診断と実在型診断，ヘルスプロモーション型診断があります．リスク型診断は，危険因子（R）が確認されているもので，その徴候［S］は現れていないものです．一方，実在型診断は，その徴候を示す症状［S］が実在しているものをさします．関連因子は，確認されていないこともあります．
- □ヘルスプロモーション型診断は，患者の熟慮した努力の結果としての健康状態である．その徴候［S］は，実在する看護診断の徴候が改善傾向にあるような状態を示しているものです．その診断の表現には，効果的，あるいは促進状態といった形容詞や副詞が用いられています．
- □看護診断の優先順位は，特に原則はありませんが，実在型診断，リスク型診断，ヘルスプロモーション型診断の順です．その中でも「問題統合」の章で述べたように，より多くの問題を吸収した看護診断がより優先性が高いでしょう．もちろん，医療問題は，緊急性や生命を左右する状態で，どの診断よりも優先されるべきです．
- □診断によっては，施設内で使用できないものもあります．診断名やその定義，診断指標や関連因子を熟知することが重要です．
- □看護診断の7つの軸を要したデザインについて熟考してみると，看護診断の広がりが理解できます．

注：看護診断を熟知することで，看護範囲とはどのようなものなのかが具体的に理解できます．しかしながら，看護診断も場合によっては年齢や特定の疾病，治療に起因して起こるものがあります．したがって，科目ごと，対象によって学習すると効果が上がると考えます．

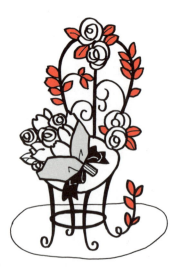

10 目標（成果）

● 本章の内容 ●

Ⅰ．看護における「目標」の概念
Ⅱ．看護診断に対する成果
　1．目標記述の原則
　2．看護診断と成果との関係
　3．成果の表現方法について
　4．成果の達成までの時間設定
学習のポイント

Ⅰ 看護における「目標」の概念

　目標（goal）は，用途に応じて，修飾語をつけて看護方針や長期目標，短期目標といった使い方がされてきました．現在のように，臨床で看護診断が活用されるようになってからは，看護診断に対する目標用語は，**期待される結果**（expected outcome），あるいは**成果**（アウトカム：outcome）が主流になってきました．

　それに加えて，**看護成果分類**（Nursing Outcomes Classification：NOC）と**看護介入分類**（Nursing Interventions Classification：NIC）がアイオワ大学研究グループによって開発されました．図10.1は看護診断の基礎理論（小範囲理論・中範囲理論）の確立とその検証が発展すればするほど，診断に対する介入（看護治療）の示唆が得られる．さらにそのことによって「成果」の予測が確実になるといった関係を示したものである．

　その結果，看護診断に対する目標は，成果で統一されつつあります．つまり，看護診断に対する「成果」とは，看護介入（治療）によってその看護診断が解決されたときの患者の状態を示すものです．本章では，主に看護診断に対する成果について解説します．

Ⅱ 看護診断に対する成果

1. 目標記述の原則

　目標の記述は，その用語が成果に変わっても原則は同じです．その原則の1つに，医療教育で用いられている「ルンバの法則」があります．これはReal（現実的），Understandable（理解可能），Measurable（測定可能），Behavioral（行動的表現），Achievable（到達可能）の頭文字をとって**RUMBA**とよび，目標を立てるときの原則として用いられています．

　「ルンバの法則」では，目標は「どんな場合でも現実的であること」，「誰もが理解できること」，「測定ができること」「具体的な行動を書き表すこと」，そして「到達が可能なこと」が必須条件となっています．表10.1にはその例を示しています．

2. 看護診断と成果との関係

①観察は看護診断の要

　観察は看護診断の要です．さらに，看護実践，つまり成果およびその治療計画の選択と実施，そしてその評価のための要といえるものです．その**看護診断の徴候，関連因子**は，収集された情報（主観，客観情報を含む）から抽出されたものです．

10. 目標（成果）

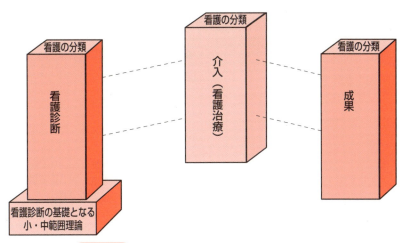

図10.1 看護診断−介入−成果の理論的関係

(Tripp-Reimer, T., et al.（1996）The dimensional structure of nursing interventions. Nurs Res, 45(1), p.11. マリオン・ジョンソン，メリディーン・マース，スー・ムアヘッド編，小田正枝訳，藤村龍子，江本愛子監訳（2003）看護成果分類（NOC）：看護ケアを評価するための指標・測定尺度，第2版，p.25，医学書院より改変. Marion Johnson, Meridean Maas, Sue Moorhead, editors. Nursing Outcomes Classification（NOC）2nd ed. : Iowa Outcomes Project, ⓒ2001 Mosby, with permission from Elsevier)

表10.1 成果の表現方法例

目的語	述語
腹部膨満感が	消失する
もとの食欲状態に	戻る
トイレに	移動できる
ベッドからトイレまでの距離を	歩くことができる
インスリン注射を	打つことができる
手術のことを	話すことができる
手術跡を	触れることができる
水分量を	記録することができる
指示されたカロリーを	述べることができる
	など

　さらに，その徴候や関連因子をどのような状態にまで，看護治療によって変化，あるいは軽減，消失させるかについて述べるのが，その看護診断への「成果（期待される結果）」です．**表10.2**は，そうした看護診断と成果の関係を示したものです．

　表中の**NDx：悲嘆**とは，心理的な看護問題の領域にある看護診断の1つです．この診断の徴候として抽出されたものが表にあげた4つの症状（徴候：S）です．

表10.2　看護診断と成果の関係

診断	成果
看護診断（NDx）：悲嘆 関連因子［E］＝乳房切除術の説明を受ける 徴候［S］＝ ・手術のことになると泣いてしまう ・食欲の低下 ・悲しくて、友人や夫にも話ができないと訴える ・眠剤を飲まないと眠れない	期待される結果： 1. 悲嘆の感情の軽減 　　　or 2. 悲嘆プロセスが進められることを以下の状態で示される 　・手術のことを話すことができる 　・手術のことを泣かずに語ることができる 　・食欲が元の状態に戻る 　・眠剤を飲まなくても睡眠できる 注）関連因子が手術の説明ということであるので、この場合は関連因子に向かって目標は立てられない

　その原因と思われるものは、4日前に実施された乳房切除術の説明による乳房の喪失（関連因子：E）です．そこで、この診断の成果をこれらの徴候を使って解決の程度を示しました．

　しかし、表10.2にあげた関連因子は、当然のことながら解決することができず、成果としてあげることができません．**表10.3は実在型の看護診断**ですが、その看護診断の徴候を「仙骨部の皮膚損傷が50×20mmになる」というように成果として示すこともあります．

②表出している徴候をマネジメントする

　さらに、NDx：便秘のように「便秘が解消したことを以下の状態で示す」として、徴候や関連因子を成果として示すことができます．しかし、必ずしも実在型の看護診断の関連因子が看護治療の成果として用いられるとは限りません．それは、医療診断のように関連因子（原因）と徴候との関係のように、看護診断では**実証例**をもって十分に明らかにされていないからです．

　したがって、原因よりも表出している**徴候をマネジメント**することが重要になります．

③リスク型の看護診断

　一方、**リスク型の看護診断**では、まずその**危険因子**を取り除くことが先決です．そこで、看護治療の標的は、どのような程度までその危険因子を緩和するか、あるいは解消するかということになります．そして、成果は「自力で側臥位が4回/日とれる」、また「介助で坐位を3回/日とれる」ということになります．

　しかしながら、すべての危険因子に対して、看護治療が存在するわけではありません．そのような時は、医師の治療力を借りることが大切です．その場合は、ほかの医療問題と同様に成果や治療計画も、一時的であっても医療問題に準ずる必要があります．

表10.3 成果の表現方法の違い

看護診断の種類	成果
「実在する診断」 NDx：皮膚統合性障害 　E：右半身麻痺で骨突出部に持続的な圧迫がある 　S：仙骨部70×40mm大の皮膚損傷	・皮膚統合性障害が解消することを，○日までに以下の状態で示す ① 仙骨部の皮膚損傷が消失する ② 仙骨部への持続的な圧迫が回避できる（体圧が40㎜Hg以下になる）
NDx：便秘 　E：水分摂取量の不足（500mL/日） 　S：排便5日間なし 　S：腹部膨満感あり，グル音減弱	・便秘が解消することを，○日までに以下の状態で示す ① 排便がもとの1回/日に戻る ② 水分摂取量が1500mL以上/日になる ③ 排便に随伴する症状（腹満感，グル音の減弱など）が消失する
NDx：悲嘆 　E：根治的乳房切除術による乳房の喪失 　S：手術に関する話になると泣いてしまう 　S：食欲の低下 　S：「悲しくて、友人や夫にも話できない」と訴える 　S：眠剤を飲まないと眠れない	・悲嘆のプロセスが進められることを，○日までに以下の状態で示される ① 食欲が元の状態に戻る ② 手術のことを泣かずに語ることができる ③ 手術のことを話すことができる ④ 眠剤を飲まなくても睡眠ができる
「リスク状態の診断」 NDx：転倒転落リスク状態 　R：右下肢筋力 MMT 2 注)	・転倒転落リスク状態が改善したことを以下の状態で示す 　下肢の徒手筋力テスト（MMT）注) が評価「3」以上になる
「医療問題（共同問題）」 （リハビリ期の心筋への二重負荷） PC：不整脈	（　なし　） ＊医師の責任範囲

注）徒手筋力テスト（MMT）判定基準
　　5（Normal）：強い抵抗を加えても，それに打ち勝って運動域いっぱいに動かすことができる
　　4（Good）　：いくらか抵抗を加えても，運動域いっぱいに動かすことができる
　　3（Fair）　　：抵抗を加えなければ，運動域いっぱいに動かすことができる
　　2（Poor）　：重力を除いた状態ならば，運動域いっぱいに動かすことができる
　　1（Trace）　：筋の収縮はわずかに認められるが，関節の運動は起こらない
　　0（Zero）　：筋の収縮が全く認められない
　　＊数値あるいは欧文の頭文字（N, G, F, P, T, Z）で段階を評価する

④看護師と医療問題

　医療問題（共同問題）は，あくまでも医師にその判断についての責任があるため，一般的に看護師は，治療（医療）の目標である成果について記述することはありません．しかしながら，ライセンスの範囲から看護師は患者の観察や医師の指示に従って治療を分担する義務をもっています．

3．成果の表現方法について

①あくまでも患者が主語

　成果の**主語**はもちろん**患者**（クライエント）です．したがって，あえて「患者が，あるいは患者の～」という表現はしません．また，成果は一つひとつ記述するため，**目的語**も1つです．述語は目的語によって，**表10.3**に示したように変化します．もちろん先に述べた「ルンバ(RUMBA)の法則」に準じています．

　また，成果の表現の中に「最も」あるいは「非常に」「安楽に」「心地よい」といった副詞や形容詞はつけません．看護診断に対する成果には，依然として「危険を早期に発見する，あるいは合併症を早期に発見する」といったような表現が入院患者の看護診断の成果欄に記述されていることがあります．しかし，患者が主語であればこうした表現は不適切です．患者が通院または，在宅で療養している場合には，危険や合併症を早期発見するのは，患者またはその家族であるため，こういった表現も可能です．

　この成果の表現については，前述のアイオワ大学研究グループによって開発された看護成果分類（NOC）があります．この分類の特徴は，成果を数値化していることです（**表10.4**）．しかし，NANDA-Iの看護診断の指標や関連因子のすべてと一致させたものではありません．

　したがって，これらを活用するためには，それぞれの看護師が判断した看護診断の指標や，関連因子と照らし合わせて選択しなければなりません．

4．成果の達成までの時間設定

　成果を達成するための時間割を決定することは，看護治療の効果を判断するうえでも必要なことです．しかしながら，看護治療に対して十分な検証や研究がされていない今日では，成果にあげた状態までもっていくのにどのくらいの時間を要するかを推論するのは難しい面があります．

　そのため，主として看護師の経験に依存する部分が多く，患者の身体的および精神的な能力・年齢・過去の経験・患者の強みなどに看護者の能力が加味されて決定されます．

　今後，診断と看護治療の関係に関する研究が重点的に行われるようになると，近い将来，診断に対する成果達成のための時間設定がより科学的なものになるでしょう．

表10.4 看護成果分類による「排便」

排便					
定義：胃腸管から効果的に便を形成し排出できること					
排便	極度に障害 1	かなり障害 2	中程度に障害 3	軽度に障害 4	障害なし 5
指標：					
排便パターン（期待範囲内）	1	2	3	4	5
排便のコントロール	1	2	3	4	5
便の色調（正常範囲内）	1	2	3	4	5
食事に対する排便量	1	2	3	4	5
便の形状・柔らかさ	1	2	3	4	5
便臭（正常範囲内）	1	2	3	4	5
便中の脂肪量（正常範囲内）	1	2	3	4	5
血液混入なし	1	2	3	4	5
粘液混入なし	1	2	3	4	5
便秘（がみられない）	1	2	3	4	5
下痢（がみられない）	1	2	3	4	5
排便時の容易さ	1	2	3	4	5
＜一部省略＞					

（マリオン・ジョンソン，メリディーン・マース，スー・ムアヘッド編，藤村龍子，江本愛子監訳（2003）看護成果分類（NOC）：看護ケアを評価するための指標・測定尺度，第2版，p.399〜400，医学書院より抜粋．Marion Johnson, Meridean Maas, Sue Moorhead, editors. Nursing Outcomes Classification（NOC）2nd ed.：Iowa Outcomes Project, ©2001 Mosby, with permission from Elsevier）

学習のポイント

□成果（目標）は「RUMBAの法則」を活用しましょう．Real（現実的），Understandable（理解可能），Measurable（測定可能），Behavioral（行動的表現），Achievable（到達可能）
□看護診断の症状［S］と関連因子や危険因子［E］と成果，そして成果と治療計画の観察計画（OP）との連動性の関係を理解しましょう．
□学生のときには学習上，看護診断のすべての症状と関連因子，危険因子を基に成果を立案しますが，看護師として働くときには，その看護診断に従って治療するためには，どの成果（目標）が最適かの判断をすることを周知しておくことです．
□医療問題に対する，看護者による「成果」立案はありません．また，ADLケアに対する「成果」も立てませんが，その問題に対する援助の期間は記載する必要があります．

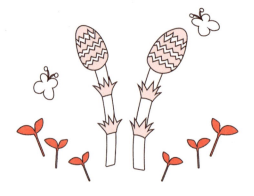

11 計画の立案

本章の内容

Ⅰ．看護援助範囲の示すもの
 1．成果達成をめざして立案
 2．看護援助範囲に対する考え方
 3．最も効力がある看護治療を抽出
Ⅱ．看護計画の書き方
 1．誰もがわかるように簡潔に
学習のポイント

看護援助範囲の示すもの

1. 成果達成をめざして立案

　看護計画の立案は，診断に対する**成果**が定められると同時に，その成果を達成するために立てられる看護治療の中身であり，看護治療を提供する看護師の**行動計画**のことをさします．これが決まると，患者（クライエント）に対して，看護診断および成果と計画の内容を伝達することになります．

　しかし，そこに書かれた内容や使われている用語は**専門用語**で，患者に見てもらうだけでは，十分理解してもらえないことが多いはずです．そこで，患者に**説明**をする際には，患者が理解できる言語で説明することが大切で，患者あるいはその家族からの**了解**（承認）をしっかりと得ることが重要です．そのうえで了解が得られた看護診断と治療計画が実行されることになります．

2. 看護援助範囲に対する考え方

　看護診断が登場して以来，いくつかのことが鮮明になってきました．その1つが看護援助範囲に対する考え方です．

　看護診断は，看護の対象に提供するすべての援助をさすものではありません．ADLケアの提供のみで十分カバーできる患者の健康上の問題もあり，逆に看護診断として抽出される患者の健康問題もあります．図11.1は，そうした看護援助範囲と患者の健康問題を示したものです．看護診断が発展すればそれに伴って「看護治療学」への学問が発展することが予測されます．

　看護師が看護資格の範囲で実施できる看護援助範囲とは，図11.1に示すように3つに分類することができます．療養上の世話の看護ケア技術を用いた**ADL**（ADLケア）は，患者の状態の維持を中心とするものです．たとえば，術後の排泄や食事，清潔などセルフケアの援助です．

　一方，同じセルフケアの援助でも，リハビリ期における，脳梗塞患者の患側上部を使って食物を口に運ぶ動作の訓練を必要とした場合は，**NDx：摂食セルフケア不足**として，食事摂取のための看護治療を選択することになります．とはいっても，この看護治療は，従来食物を口に運ぶための動作訓練のケアの中から最も効果が上がると思われるものを選ぶしかありません．

　医療問題については，医師の指示に従って，点滴の管理，鎮痛剤の投与や薬物の塗布，創部のガーゼ交換などの治療援助を実施することです．

3. 最も効力がある看護治療を抽出

　アイオワ大学を中心とした研究グループが，**看護治療**（および看護ケア）用語の標準化に取り組んでいます．日本でも紹介されている看護介入分類（NIC）がその成果です．このNICも目標の項で述べた看護成果分類（NOC）と同じように，研究者らは看護診断と整合性を持たせる努

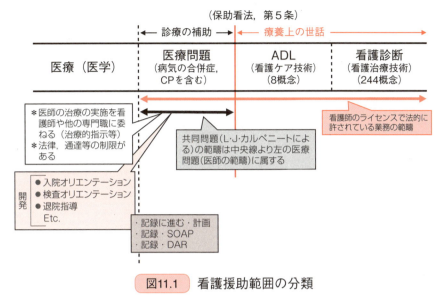

図11.1 看護援助範囲の分類

(江川隆子・編(2013)コンパクト新版 これなら使える看護診断：厳選NANDA-I看護診断83．p. 2，医学書院より転載，一部改変)

力をしています．

　しかしながら，それぞれの看護治療（および看護ケア）は，従来の看護師が行う援助を文献レビューから開発し，論理的検証がなされたものです．そのため，臨床的検証が十分に検討されているわけではありません．

　したがって，NICに取り上げられている看護治療を看護診断に活用するためには，看護師がその中からその看護診断に対して，最も効力があると考えられる看護治療を**抽出**するしかありません．そして，欲しいと考えるすべての看護治療がNICの中にあるとも限りません．そのことを十分に理解したうえで活用することが大切です．

　看護が専門性をより強化するためには，それぞれの看護診断に対する的確な看護治療を開発することにあります．同時に，それまでに効果があったと思われる看護治療は，同じ看護診断に活用していきます．その経験から抽出される看護治療も大切にし，検証していくことが必要です．

表11.1 看護診断と成果，計画の関係

看護診断	成果	看護治療計画
5/1 「実在する診断」 NDx：皮膚統合性障害 E：（右半身麻痺で自力移動ができないため），常に仙骨部に圧迫（体圧46mmHg）がある E：骨突出（0.8mm）がある S：仙骨部に径10mmの水疱2個と直径50mmの発赤がある	①仙骨部の水疱・発赤が消失する（5/5までに） ②仙骨部への持続的圧迫が回避できる（体圧が40mmHg以下になる）（5/10までに）	OP ①仙骨部の水疱・発赤の状態 ②仙骨部の体圧 TP ①自力での体動方法の指導 ・看護師の指導の下，左上下肢を使った体位変換を1日30分行う ・ベッド上での左膝立てと左上肢の筋力強化訓練を行う（10分×2回/日，昼食・夕食30分前，ベッド上で行う）
5/20 「リスク状態の診断」 NDx：転倒転落リスク状態 R：右下肢の筋力低下（MMT3⁻）により，歩行時右足が残ってしまい，身体が前に倒れそうになる	MMT（徒手筋力テスト）が3以上になる（6/15までに）	OP ①歩行の状態 ②MMTの変化 TP ①筋力増強訓練（中殿筋・大殿筋・大腿四頭筋・ハムストリングス・下肢三頭筋）1日1回（14:00から30分）各筋肉を10回ずつ，ベッドサイドで看護師が行う ②MMT評価

医療問題	成果	計画
「医療問題（共同問題）」 CP：不整脈 （リハビリテーション期の心筋への二重負荷）	医師の成果であるため「なし」	OP ①不整脈の程度 ②生活活動内での心負荷の状況 TP ①指示に従って，活動制限を実施する ②検査等の移動時は車椅子を使用する 看-①（安楽なセミファーラー位を取らせることができる．ただし医師の承認が必要）
CP：不整脈のリスク	（なし）	OP ①不整脈の有無（心電図チェック） ②生活活動内での心負荷の有無 TP （なし）

ADLケア	目標	ケア計画
5/1 NC：入浴セルフケア不足 （治療制限による）	入浴に対して全面的に介助する （治療制限が変更になるまで）	TP 清潔に関して全面介助 ・清拭：毎日1回 ・洗髪：2回/週（月・木）

OP：観察　TP：直接援助・処置　EP：教育的援助　CP：医療問題（共同問題）　NC：ADLケア

Ⅱ 看護計画の書き方

1．誰もがわかるように簡潔に

　看護計画は，**観察（OP）**と直接援助，**処置（TP）**および**教育的援助（EP）**に分けられているのが一般的です．この看護計画は，それぞれの看護診断の成果と密接な関係があります．特にOPは，成果について観察することが原則です．**表11.1**は，看護診断と成果，看護計画との関係を例で示したものです．

　看護計画は，プライマリナースや受持ちナースが立案してチームで共有するものです．したがって，この計画実施は，当然ほかのチームメンバーも立案した「成果」の状態に患者が到達するまで継続されます．

　そのため，看護計画は簡潔に，そして誰もがわかるように記載されるべきです．その援助は**誰が（Who），何を（What），いつ（When），どこで（Where）**行うか，また注意事項や一貫させることは何かなど，はっきりと明瞭に記述する必要があります．

　ADLケアに対する看護計画も同様の形態で記載されます．しかしながら，この看護問題に対する「成果」は，看護診断のものとは違い，「目標」として記載しADLケア提供の期間を示します．

学習のポイント

□看護援助範囲には，①患者の状態を維持するためのADLケア，②看護診断に対しての看護治療，③医療問題に対して医療技術を使用して実施する治療援助の3つの援助範囲があります．

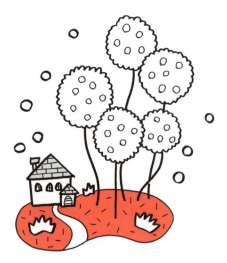

12 看護計画の実施

本章の内容

Ⅰ．看護援助実施の準備
Ⅱ．看護記録の書き方
Ⅲ．看護診断に対する経過記録の書き方
　1．アセスメント［A］の書き方
　2．その他の記録
学習のポイント

I 看護援助実施の準備

　看護診断に対する看護治療，ADLケアに対するケア，医療問題に対する治療に関連する看護援助などの**看護計画の実施**は，看護の究極の目的であることは間違いありません．実施は，明確に示された看護計画に沿って**正確**にかつ**安全**に実施されることが条件です．

　まず，看護援助を実施する前に，看護師は**臨床的判断**を行う必要があり，その際には看護援助の**優先性**を常に考慮します．しかし，看護援助は患者の状態や，その日の患者の治療内容や生活時間に合わせたり，患者がそのケアを欲しているかを判断する必要があります．また，誰をその看護援助に引き入れるか，あるいは任せるかの判断が必要です．

　たとえば，簡単と思われる体位変換も，患者の負担を考慮した場合，ほかの看護スタッフあるいは看護助手の援助を得なくてはならないことがあります．このような判断には，業務時間ごとの申し送りや，前の交替制勤務シフトにおいて書かれた看護記録，医師のカルテからの情報を参考にすることが大切です．

II 看護記録の書き方

　看護記録には，実施に関する記録だけでなく，**観察記録**（看護データベースを含む）や**看護診断記録**，成果および**看護計画記録**，実施やその**評価記録**，さらには患者のさまざまな観察記録を記載する**フローシート**，**経過記録**なども含まれます．

　このような看護記録に法的な規制はありませんが，看護治療やADLケアを評価するうえでも，看護の専門性を明確にするためにも重要なものです．また，この一連の看護記録は，患者ケアに対する他者とのコミュニケーションの手段としても活用されていると同時に，看護援助に対して他者からの評価を受けるという意味合いも含んでいます．

　これら記録の中でも，看護援助に関する経過記録には目的によっていくつかの記録方法があります．看護援助を時間に沿って書く経時記録，症状や問題に絞って書く**フォーカス**（Focus）記録，また，そのフォーカス記録の代表的なものであるPORS（Problem Oriented Record System；問題解決型記録）の**SOAP**（Subjective Objective Assessment Plan）などがこれにあたります．SOAPはSOAPIRの短縮型です（後述）．

　SOAP式の記録は，1970年代にアメリカから入ってきたもので，早くから医師の治療経過の記録様式として定着しています．看護診断に対する看護経過記録には，PORSのSOAP形式が採用されています．同時に，フローチャートやベッドサイド記録，従来の経時記録なども再認識されています．

看護診断に対する経過記録の書き方

　施設によって，経過記録の様式の違いはあるでしょうが，**表12.1**のようにSOAP型の記録を書くのが一般的です．この「S（Subject）」は患者の訴えを示す**主観データ**であり，「O（Object）」は医療者側の観察で得られる**客観データ**，「A（Assessment）」はアセスメント，「P（Plan）」は**看護計画**を示します．SOAPは「SOAPIR」を短縮したもので「I（Intervention）」は介入をさし，「R（Revision）」は修正の意味です．

　したがって，SOAPの［O］には中心的な看護治療を入れ，［P］に計画の修正を入れることも可能です．特に，看護治療の実施内容は，必ず入れる必要があります．

　しかし，ADLケアを必要とする患者の健康上の問題に対する経過記録は，SOAP式を使って書くことは困難でしょう．この場合のケアの実施には，フローシートに書いて，必要に応じて，経時記録で書くべきです．これは患者の健康上の問題には，ADLケアの期間は指示されていても，問題の解決の指針である「成果」が立てられていないためです．言い換えれば，SOAP式で書くうえでの，「成果」の程度をアセスメントする［A］がこの問題で存在しないからです．

1．アセスメント［A］の書き方

①断定した判断を記述しない

　それでは，そのSOAP式の記録の［A］のアセスメントについて説明しましょう．アセスメント［A］は，**表12.1**にあるように，観察の［O］と［S］から看護治療を受けたのち，事実と事実の比較をし，「**成果**」の状態がどのような傾向にあるのかを判断し記録するものです．

　そして，その判断に対する表現には，「非常に」あるいは「大変」といった装飾語は避けます．また，断定しない表現として，「落ち着いている」あるいは「傾向にある」などの書き方が望ましいでしょう．特に，**共同問題**に対するSOAPの［A］は医師の判断です．そのため，「出血は止まった」あるいは「肺炎は改善した」などといった断定した判断を記述すべきではありません．

　したがって，この問題に対する［A］は事実と事実の比較に沿った判断であっても，「不整脈は改善した」などといった判断を記述すべきではありません．この場合であれば「不整脈（PVC）が1分間に6回が1回になったことを医師に報告し，医師の指示により1日2回のバイタルサインを開始する」といった表現にすべきです（**表12.2**）．

②リスク診断に対する経過記録

　また，SOAP形式の記録で［S］と［O］の順番は必ずしも［S］→［O］の順でなくても，［O］→［S］あるいは［S］→［O］→［S］でもよいのですが，必要に応じて患者の訴えや観察された情報，看護治療の実施の時間を記入することが大切です．

　特に，**リスク診断**に対する**経過記録**は，必ず観察した時間や看護治療を実施した時間を書くことが条件です．もちろん，SOAPで記録した時間や書いた人のサインは必ず必要です．

表12.1　アセスメント［A］の書き方

5/5 16:00 **NDx：皮膚統合性障害**	S：左手で柵を持てば，腰を浮かせられるようになってきた O：左上下肢を使った右側臥位訓練（30分） 　　自力で右側臥位が10分程度で，1日3回とれている 　　このほかに，看護師の指導のもと，体位変換を1日3回（10時，14時，18時） O：AM6　仙骨部の水疱は痂皮形成．皮膚の変色部は，直径50mm大の薄ピンク色 S：AM6　間に合わなかった O：　　　おむつへの尿漏れ認めるが，仙骨部への尿汚染なし 　　　　臀部・陰部の清拭を実施 　　　　清拭時，自力で腰を浮かすことができている S：AM11:30　「尿器が間に合った」とうれしそうに言う O：　　　　　尿漏れなし．尿器への排尿ができている．尿量400mL A：<u>一昨日は自力で右側臥位ができなかったのが，本日は，柵を持って右側臥位を1日 　3回10分程度とることができた．また，腰も浮かせるようになってきており</u>，<u>自力 ～で仙骨部への圧迫を回避している～</u> 　　尿失禁に関しては，<u>起床後すぐ（AM 6：00）尿器は間に合わず，尿漏れがみられる が，AM11:30には尿漏れなく排尿できている．2日前と比べると，早朝時以外は尿 漏れがないことから</u>，<u>昨日から昼間の尿漏れの回数は減少している</u> 　　<u>仙骨部の水疱部も痂皮が形成され，皮膚の変色も直径50mmは継続しているが，発赤 からピンクへと薄くなってきており</u>，<u>～解消傾向にある～</u> P：計画続行 　　　　　　　　　　――――――――　事実と事実の比較 　　　　　　　　　　～～～～～～～～　判断 　　　　　　　　　　　　　　　　　　　　　　　　　　　　サイン＿＿＿＿＿

表12.2 医療問題（共同問題）に対する看護記録

5/5 16:30	
CP：不整脈 （医療問題）	S：動いても胸部不快はない O：AM10　ストレッチャーにて移送中も心室性期外収縮は1分間1回のみであった 　　　　その他、呼吸困難，冷汗の症状なし 　　PM3：心電図モニター上でも，体動前後の心室性期外収縮波形はみられない 　　　　便器での排便後も，心室性期外収縮波形の出現なし A：心室性期外収縮（PVC）は，昨日まで，排便後に1分間に5回程度，1日2回程みられ 　　ていたが，今朝から排便や体動後にみられていない．このことについて医師に報告し， 　　オーダーに従って継続してアセスメントする P：変更なし 　　──────────　事実と事実の比較 　　～～～～～～～～～　判断 　　　　　　　　　　　　　　　　　　　　　　　　　　　　　サイン

表12.3 看護診断を判断したときの看護記録

S：横が向けない
　　尿器で排尿

O：右半身麻痺がある．1人で側臥位への体位変換ができない
　　仙骨部に直径10mmの水疱2個とその周辺50mmの発赤を認める
　　尿漏れがみられる．4回/日程度
　　仙骨部に骨突出（0.8mm）がある

A：仙骨部の水疱・発赤によりすでに皮膚表面の破綻が確認される．また，自力での移動ができないこ
　　とによって，骨突出している仙骨部への持続的圧迫があるため#皮膚統合性障害と診断した

P：**皮膚統合性障害**の計画を立案する
　　　　　　　　　　　　　　　　　　　　　　　　　　　　　　サイン

　このSOAP式の記録は，入院後に看護診断を判断するときや，ADLケアを判断するときにも使われることがあります（**表12.3**）．そのような時のSOAP式の［A］は，看護過程でいえば，情報の分析や統合が終了した状態であるので，［S］や［O］の情報を根拠にして判断した内容を書くものです．

2. その他の記録

最近，SOAP式と並んで，DARの略語が用いられている**フォーカス記録**があります．この記録方法は，SOAPと同様に，その記録の対象になる看護診断，あるいは症状やその訴えに対して活用されています（**表12.4**）．

この記載方法は，フォーカスしている看護診断や症状，訴えに対して，患者の訴えや観察された客観的情報「D：Data」，実施した医療問題への治療援助や看護治療「A：Action」，実施したそれらの援助に対する患者の結果・反応「R：Response」を記述します．これらの記録は，ICUや外来，透析室などの患者の状態変化が速い看護現場でも用いられています．それは，患者の状態の変動が激しく，同じ状態の比較が困難な場合は，SOAPの［A］のアセスメントの判断ができにくいためです．

表12.4　フォーカス記録のしかた（DAR）

日時		サイン
7/1 13:00 痙攣	12:40 D）経管栄養注入中・全身痙攣1分間 　　意識レベル低下あり，Bp153/70mmHg，JCSⅢ-300，SpO$_2$ 70% 12:45 A）医師により10%フェノバール1/2 A 点滴内注入，O$_2$吸入施行（9L/分） 12:52 R）痙攣消失　JCSⅡ-30　Bp120/70mmHg	○○

学習のポイント

- □看護診断に対する実施記録のSOAP式と医療問題の治療援助実施記録のSOAP記録の［A］の違いを理解しましょう．
- □SOAPは，SOAPIRの短縮版です．したがって，看護治療は［O］に含むべきです．また，［R］は計画の修正ですから，これも計画［P］に含めることができます．

注）SOAP式の［A］はアセスメントのことであり，事実と事実の情報の比較から，看護診断がどのような方向に向かっているかの判断を述べることです．医療問題に対する記録の［A］も，同じようにアセスメントですから，事実と事実の情報の比較から，医療問題の傾向を判断するところですが，医療問題の傾向を判断すべき人は医師であるので，看護師が判断すべきではありません．事実と事実の比較結果を医師に報告し，指示を受けるといった表現で，医療問題の［A］は書かれるべきです．

13 評価

本章の内容

Ⅰ.「成果」の判定の基準になるもの
Ⅱ.「成果」の達成度とその後の対処
Ⅲ.「看護診断過程」の終了と開始
学習のポイント

I 「成果」の判定の基準になるもの

評価は看護診断過程の最終段階です．ここでは，それぞれの看護診断に対する「**成果**」に対する**到達度**を判定するものです．

看護師は，看護診断過程の実践の中で，患者の健康上の問題，つまり看護診断を解決するために成果を設定し，看護治療計画を立案し，それを実施してきました．そして看護治療の全体像をSOAP形式で記録してきました．

その結果，成果を評価する日時に，それを評価することになります．その評価の根拠となりうるものは，看護師が毎日記載したSOAP記録の［A］に書かれている事実と事実を比較した，その変化に対する判断の総和です．つまり，毎日のSOAPの［A］が的確に書かれていることが不可欠となります．

そこで，毎日書いている看護記録，特にその判断の部分である［A］が，この成果の達成度の判断に直接影響することをすべての看護師が知っておくべきです．

プライマリナースが，たまたまその成果の評価日に勤務し，その日の結果だけを基準にして「達成あるいは未達成」の判断をしてしまう危険性があります．

II 「成果」の達成度とその後の対処

評価によって看護診断の成果が判断されます．もし「**未達成**」と判断された場合には，その原因に対する**追及**が必要となり，看護診断過程の「評価」以外のすべての思考段階について**再アセスメント**を行います．

そのときに，必要であるならば「**看護診断の変更**」，あるいは「**成果の変更**」または「**看護治療計画の変更**」が行われるはずです．これには当然ながら徹底した観察が不可欠になります．その結果，その看護診断あるいは新たな看護診断に向けて，または修正された成果に向けて，修正された看護治療計画に沿い，実施が再開されます．

このような評価は，ADLケアが必要な患者の健康問題に対する場合も同じように行われます．しかし，その場合は，患者の状態を再度観察し，その観察をもとに，あらためて看護診断すべきか，あるいは，看護診断しないでこのADLケア計画を続行するのか，中止するかの判断をします．

一方，成果に達成したと判断された看護診断は，その時点で，その看護診断に基づいた看護診断過程は終了したことになります．このような評価の記録は，**表13.1**に示したようなものです．

医療問題（共同問題）は，医師に判断の責任があるものです．そのため，成果の設定も医師の責任であったように，この評価の判断も医師の責任範囲になるでしょう．

表13.1　看護診断と医療問題の評価の記録

日時	評価（看護診断）	日時	評価（医療問題）
5/5	成果②の仙骨部圧迫に関しては，左上下肢に力が入るようになり，5/3からは独自で右側臥位が可能になっている．独自で右側臥位になれることで，仙骨部への持続的圧迫は回避されているため達成 成果③に関しては，朝方の尿失禁は持続しているが，それ以後の尿失禁は消失している．さらに，自力での側臥位への体位変換が可能となり，5/4より仙骨部への尿汚染はみられていない．しかし，1日間だけの状況であるため，未達成とする．5/10まで尿失禁が0回になることをめざす	5/7	CP：不整脈に関して 5/1以降，不整脈の出現なし．5/3より独自での体動へと活動が拡大しているが，体動時も不整脈の出現なし 現在行っている活動内では，不整脈の出現はみられない 現在の状況を医師へ報告し，1日4回のバイタルサインのチェックを2回に減らす
5/10	水疱部の痂皮は剥離し，新しい表皮が形成されており，周辺部の発赤も消失したため，達成と判断した	5/10	セルフケア不足：清潔（入浴）に関して；安静の変更がなく，また5日間入浴は禁のオーダー，このADLケアを5日間延期する

　そこで，医師にその徴候がないこと，あるいは継続していることを報告して，その問題の観察や処置援助を続行すべきかの判断を委ねることになるでしょう．その記録方法も**表13.1**に示したようなものです．

「看護診断過程」の終了と開始

　看護診断に対する成果が達成されたとき，看護診断の「看護過程」は終了したことになります．しかし，**新しい看護問題の発見**は，毎日の看護援助の中からもなされるものです．そのときはまた，新しい看護診断やADLケアの患者の問題に対する看護過程と看護診断過程が始まることになります．

学習のポイント

☐評価の根拠は，事実と事実を比較した，その変化に対する判断の総和です．
☐看護記録，特にその判断の部分［A］が，この成果の達成度の判断に直接影響します．
☐「未達成」と判断された場合には，看護診断過程の「評価」以外のすべての思考段階について再アセスメントを行います．

Part 2
事例展開にみる看護診断プロセスの実際

● Part2の内容 ●

第1章　看護診断過程演習
第2章　看護診断と期待される成果，看護計画との関係

1 看護診断過程演習

本章の内容

I．事例で学ぶ看護診断プロセス
　1．事例紹介
　2．観察
　3．情報の整理・解釈・総合
　4．分析
　5．統合
　6．照合
　7．看護診断
　8．医療問題（共同問題）
学習のポイント

事例で学ぶ看護診断プロセス

　ここでは，事例を用いて**診断過程**の展開を解説していきます．最終項では，全体的な診断過程の展開を表にして提示します．この看護診断過程は，Part 1 で解説した**看護診断過程**に沿って行っていきます．

　事例展開に入る前に，もう一度Part 1 を熟読してから，このPart 2 に進んでください．そうすることで，看護診断過程に対する学習効果はさらに高まるでしょう．

1．事例紹介

患　者：Yさん，68歳，男性
疾患名：脳梗塞

　2月28日に脳梗塞による右半身麻痺のため，救急車・ストレッチャー搬送により，緊急入院となりました．家族状況や，今回の入院となった経緯や既往歴などの詳細については，フェイスシート（表1.1）に示しました．

　入院から6日間経ち，患者を取り巻く治療状況が変わったことを機会に，プライマリナースは，再度看護診断を導くことを試みました．

1. 看護診断過程演習

表1.1　Yさんのフェイスシート

フェイスシート

氏名：　YT　　　　　　　68歳　男性	入院：20 xx年　2　月　28　日 16 時　20　分
生年月日：○○　年　○○　月　○○　日	入院方法：□外来　　☑救急 　　　　　　□独歩　　□車イス　　☑ストレッチャー 連絡先：1.□□-○○○-△△△△　　　（自宅） 　　　　2.△△-□□-○○○○　　　　（長男宅）
現住所：　大阪府 △△市　○○町	
体温：37.3 ℃ 脈拍：80 回/分　　☑整　　□不整 呼吸：18 回/分　　☑整　　□不整 血圧：116/57 mmHg　☑左腕　　□右腕 　　　☑臥位　　□坐位　　□起坐位	キーパーソン：　妻
	家族背景 本人，妻，娘，息子 娘夫婦は九州，息子夫婦は東京に在住 夫婦2人暮らし
	職業：　無　（元職：鉄工所作業員）趣味：グランドゴルフ

病名：脳梗塞（左中大脳動脈領域）

現病歴：今年1月下旬，風邪をひき，そのころより頭痛が続いていたが，風邪によるものと思い，市販薬にて対処していた．2月28日昼食時，なんとなくしゃべりづらさを感じ，15時過ぎ，うたた寝から目覚めると，右半身が麻痺しているため，救急外来受診となる．

治療経過：緊急入院
頭部CTの結果，脳出血像は確認されなかったため，ただちに抗凝固療法，脳保護療法が開始された．翌3月1日のMRIの結果，左中大脳動脈に梗塞巣が認められた．

既往歴：○○△△年ごろ（58歳ころ）　　胃ポリープ内視鏡的切除術，

☑高血圧　　　○○□△年ごろ　（45歳ころ）
□心臓病　　　　年ごろ
□糖尿病　　　　年ごろ
□喘　息　　　　年ごろ

入院までの服用薬剤：　降圧剤（朝　1錠），　頭痛薬（市販薬）を頓服

喫煙の習慣：☑有（20本/日，35年間（20歳～55歳ころ）　　　□無
飲酒の習慣：☑有（日本酒　1合/日，48年間　　　　　　）　□無
アレルギー：□有　□食べ物（　　　　　）　　□薬剤（　　　　　　）
　　　　　　　　　□その他（　　　　　）
　　　　　　☑無

感染症：HB（　　　），HCV（　　　），梅毒（　　　），HIV（　　　），MRSA（　　　），結核菌（　－　）

オリエンテーションチェックリスト

☑日課　　□食事　　☑面会時間　　□外出外泊　　☑洗濯物の取扱い　　☑駐車券
☑病棟の構造　☑非常時の避難方法　　☑電気製品　　☑貴重品

受持ち看護師（　　　）

20ＸＸ年3月1日記載

2. 観察

①医療状況の把握

　看護的情報を明確にするためには，しっかりと患者の**医療状況**を把握していることが大切です．また，患者の情報を収集するためには，患者の基礎的な医療情報を整理しておかなければなりません（図1.1）．

　すなわち，医療状況として脳梗塞の病態やその発症機序，治療やその合併症，そして脳梗塞によって引き起こされるであろう障害について把握していきます（図1.2, 1.3, 1.4）．このことが，医療状況から起因する症状か否かを鑑別しやすくします．また，医療状況は看護師の看護診断を導くための推論の根拠を示すものであり，さらには，看護診断過程での統合の思考の軸になるものです．言い換えれば，医療状況の理解がなければ，看護診断の推論は困難であり，思考された看護診断の医療状況からの検証ができないでしょう．というように，看護診断は先にも述べたように患者の病気の状態や治療の状況に影響されて生じる，看護師が問題とする（または援助をすべき），患者の健康上の問題です．

　ここでは病態関連図を用いて今の医療状況を把握します．Yさんは，3月4日の時点で運動リハビリが開始されていますので看護診断の立案が可能です．そこで，今ある症状から出てくる看護の問題を推論します．

②情報のふるい分け

　情報収集は，患者の問題を正しく判断するために最も重要なものです．そのため正しい知識と技術をもって，より妥当性の高い情報を得ることが大切です（Part 1の第3章「看護診断過程における観察とは」参照）．

　では，まず看護過程演習の最初のステップである観察を行うことにしましょう．この事例の場合では，「実際にあなたが患者から得ている情報である」と仮定し，そして一部は「入院後に患者の経過記録に記載されていた情報である」としましょう．そこで，病院での入院記録である**「機能的健康パターンに基づいて考案された看護データベース」**に情報を収集しながら，情報のふるい分けを行っているとします．

　情報のふるい分けには，そのクラスターにどのような情報を収集すべきかを理解しておく必要があります（Part 1の第4章「表4.1」参照）．そのためには，まず入院記録の基盤になっている看護理論やモデルについての理解が大切となってきます．そして，収集する情報は，看護が注目する情報であり，さらに，それは異常であるのか否かなどを評価したうえで記録していくことが大切です．そのとき，臨床経験をふまえた看護診断や看護診断の基礎である理論が必要となります．

　ここで収集する情報は，病態関連図から推論された看護の問題です（図1.1）．栄養，ADL，尿失禁，コミュニケーション，記憶障害について情報収集（看護診断の診断指標・関連因子）を行い，各クラスタに情報をふるい分けます．

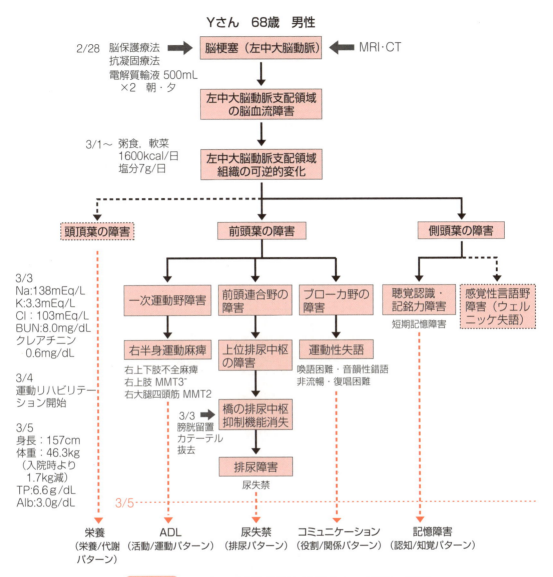

図1.1 Yさんの医療状況と推論される看護の問題

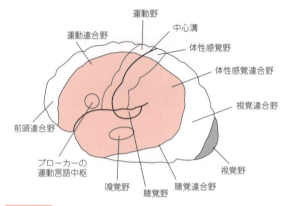

図1.2 中大脳動脈支配領域（大脳半球外側面）

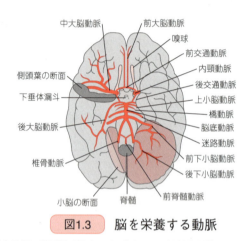

図1.3 脳を栄養する動脈

（藤本淳監修，藤田守，土肥良秋編，柴田洋三郎（2006）ビジュアル解剖生理学，p.136，ヌーヴェルヒロカワより転載）

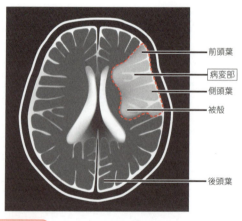

図1.4 左中大脳動脈閉塞模式図

③クラスタリングの終了した患者の情報

表1.2は，先程の事例に関する情報を，看護の**観察枠組み**（看護の視点）である「機能的健康パターン」によるデータベースを用いてふるい分けたものです．

看護の観察枠組みにふるい分けられた患者の情報から，看護問題（看護診断）が見えやすくなったと思います．**クラスター**にふるい分けることで，それぞれの情報がどのような「看護問題の範囲や関連する情報であるか」あるいは「きっかけ（cue）の情報であるか」が示唆されるはずです．ですから，情報収集をする際には，そのような情報が得られるように質問をしていく必要があります．一般に学生の事例展開には，文章型の患者の事例を提供し，データベースは，11のクラスター名を入れた白紙の紙が提供されます．実習でも同じ型態です．したがって，学生は，Part 1. 第4章 表4.1のゴードンの機能的健康パターンと，それぞれのクラスターに分類されている看護診断ラベルやNANDA-Iの看護診断名を確認することが事例展開においても必要です．このデータベースは，看護師のために作成された効率性を重視したものであり，各項目は，それぞれのクラスターに分類されている看護診断を軸出するために，それぞれの看護診断の診断指標や関連因子，危険因子（リスク因子）をもとにして作成されたものです．

> 表1.2　Yさんのデータベース

患者氏名：Yさん　　　　　記入日：○○○○年○月○日　　看護師：○○○○

データベース

記入日：20XX年3月6日

健康知覚／健康管理パターン

クラスター1：健康知覚／健康管理パターン　　　　　　　　□非該当

・指示されている自己管理はあるか
　□あり　□なし
　ありの場合はその内容：＿＿＿＿＿＿＿＿＿＿＿＿＿＿＿＿＿
　ありの場合は指示は守れているか：
　□可　□不可
　不可の場合はその状況や理由：＿＿＿＿＿＿＿＿＿＿＿＿＿＿

・身体損傷の危険因子
　□見当識障害
　□栄養不良
　□身体可動性の障害
　□その他：＿＿＿＿＿＿＿＿＿＿＿＿＿＿＿＿＿＿＿＿＿＿

・感染の危険因子
　□免疫能低下
　□その他：＿＿＿＿＿＿＿＿＿＿＿＿＿＿＿＿＿＿＿＿＿＿

・転倒転落の危険因子
　□歩行能力の低下
　□バランス能力の低下
　□筋力の低下
　□感覚障害・聴覚障害・視覚障害
　□その他：＿＿＿＿＿＿＿＿＿＿＿＿＿＿＿＿＿＿＿＿＿＿

・関連事項：左のみ難聴（50dB程度）あり，補聴器は常用していない

①非効果的健康管理　＊
②身体損傷リスク状態
③感染リスク状態　＊＊
④転倒転落リスク状態
⑤リスク傾斜健康行動

＊　：看護外来・外来透析・在宅等に適応診断
＊＊：栄養パターンの白血球数値も併せて観察

栄養／代謝パターン

クラスター2：栄養／代謝パターン　　　　　　　　□非該当

身長（157）cm　　　　　BMI＝体重Kg／（身長m)²
体重（46.3）Kg
BMI（18.8）％

18.5未満　：痩せ
18.5-25　：標準
25-30　　：肥満
30以上　　：高度肥満
過去6ヵ月＝10％変化
過去1ヵ月〜2週間＝5％変化

・るいそうの徴候
　□上腕三頭筋皮下脂肪厚TSF：（　　）mm　上腕筋周囲AMC：（　　）cm
　□上腕周囲AC：（　　）cm

・一日摂取必要量の食事は摂れているか
　□可　□不可

・食欲はあるか
　□あり　□なし
　なしのときはその理由：3日目から「アタマ・・イツイ・・（頭が痛い）」と話し，
　　　　　　　　　　　「イラン（食べたくない）」と食欲がないことを訴える

┌─────────────────────────────────────┐
│一日食事回数：（　3　）回/日
│一日食事摂取量（　800　）Kcal
│一日摂取食事内容：（　粥食約1/2　軟菜1/2量摂取　）
│一日食事処方内容：（　粥食軟菜　1600Kcal/日・塩分7g/日　）
│一日飲水量：（　450　）mL（毎食後にお茶湯呑1杯程度）
└─────────────────────────────────────┘

注）データベースの著作権について：p.138-144に掲載の「データベース」の著作権は，看護アセスメント研究会にあります．本データベースを，無断で電子カルテやLAN，その他のソフトウェア等の電子化システムに使用することを禁じます．また，病院や学校等で，紙媒体として使用する場合（一部改変を含む）も，必ず下記に申請し，使用の許可（使用承諾書あるいは秘密保持契約書の締結）を受けて下さい．
連絡先：看護アセスメント研究会　E-mail：terakoya@kango.biz　＊件名に「データベース使用申請」と明記してください．

1. 看護診断過程演習   *131*

- 口腔粘膜障害
  - 部位：
  - 状態：

- 嚥下困難の徴候
  - □あり　☑なし
  - ありの場合：□口腔頰側部に食物残渣
  - □嚥下の前にむせの徴候がある
  - □舌運動の欠如を見とめる
  - □反復唾液嚥下試験RSST：30秒に（　　）回

| 改訂水飲みテストMWST：判定不能・1・2・3・4・5点 |
| フードテスト　　　　　：判定不能・1・2・3・4・5点 |

- 誤嚥の危険因子
  - □意識レベルの低下
  - □胃管カテーテルの挿入（経管栄養）
  - □胃瘻造設
  - □気管カニューレ装着
  - □胃内容物の上昇
  - □上半身挙上不可
  - ☑その他：

- 脱水の危険因子
  - □水分補給の必要性がわからない
  - □その他

- 褥瘡の危険因子
  - □感覚障害：痛覚（　　），触覚（　　），温度覚（　　）
  - ☑その他

- 褥瘡（表皮，真皮の破綻）
  - □あり　□なし
  - ありの状態：□深達度　ステージⅠ，Ⅱ，Ⅲ，Ⅳ
    - □部位（　　　　）（　　　　）
    - □その他

- 検査値（検査日；3/5）
  - □白血球数：8300/mm³　　□Hb値：11.7g/dL
  - □血清アルブミン値：3.0g/dL　□血清総蛋白値：6.6g/dL
  - □Ht値：54.2%

- 関連事項
  - 2/28より電解質輸液1000mL/日の指示で朝夕（500mL×2）実施している
  - 3/3 血清　Na；138mEq/L　K；3.3mEq/L　Cl；103mEq/L　BUN；8.0mg/dL　クレアチニン；0.6mg/dL

栄養／代謝パターン

①栄養摂取消費バランス異常：必要量以下
②嚥下障害
③皮膚統合性障害リスク状態
④皮膚統合性障害
⑤組織統合性障害
⑥口腔粘膜障害
⑦誤嚥リスク状態
⑧体液量不足リスク状態
⑨褥瘡リスク状態

クラスター3：排泄パターン　　　□非該当

```
排尿回数：（ 11 ）回/日　　夜間排尿：（ 4～5 ）回
尿失禁量：（ 少量 ）　　＊1日尿量（　　　　）mL
```
　　　　　　　　　　　　　　＊体液量不足の観察

・尿意はあるか
　　☑あり　□なし
　　なしの場合はその状態：_____

・尿漏れはあるか
　　☑あり　□なし
　　ありの場合は：前ぶれがなく，急に尿がしたくなり尿器を当てる前に出てしまう
　　　　　　　　　時がある

・便失禁はあるか
　　□あり　□なし
　　ありの場合はその状態：_____

・便秘・下痢に関する腹部症状
　　□あり　□なし
　　ありの場合は症状を記載：_____

・関連事項：_____
　　夜間3回程度，昼間1回程度の尿漏れ
　　尿意はあるが，我慢できない（3/3；膀胱留置カテーテル抜去）

①腹圧性尿失禁
②反射性尿失禁
③切迫性尿失禁
④機能性尿失禁
⑤溢流性尿失禁
⑥便失禁
⑦下痢
⑧便秘

```
排便回数：（ 1 ）回/（ 2～3 ）日
便の性状：（ 褐色普通便　　　　　）
```

クラスター4：活動/運動パターン　　　□非該当

```
体温変化　：（ 36.6 ）℃　　→　（ 36.6 ）℃
脈拍数変化：（ 66 /min）　　→　（ 80 /min）
心電図変化：ST下降・ST上昇・QT延長・
呼吸数変化：（ 16 /min）　　→　（ 18 /min）
血圧値変化：（ 128 / 60 mmHg）→（ 116 / 58 mmHg）
SaPO₂値変化：（ 100 ％）　　→　（ 98 ％）
```

・労作性の不快感や倦怠感はあるか
　　□あり　☑なし
　　ありの場合その状態：_____

・労作時の呼吸困難症状はあるか
　　□あり　☑なし
　　ありの場合呼吸の状態：_____

・痰が出せる咳ができるか
　　☑可　□不可
　　呼吸副雑音：□湿性ラ音（水泡音・捻髪音）　□乾性ラ音（いびき音・笛声音）

・中枢性運動麻痺はあるか
　　☑あり　□なし
　　ありの場合は　□重度麻痺（随意運動なし，連合反応なし，弛緩性麻痺）
　　　　　　　　　□重度麻痺（随意運動なし，連合反応のみ出現）
　　　　　　　　　□中等度麻痺（共同運動パターンで随意運動出現）
　　　　　　　　　□中等度麻痺（共同運動から分離運動可能）
　　　　　　　　　☑軽度麻痺（分離運動の回復，手指では完全伸展とつまみ可能）（右上下肢の麻痺）

・末梢性運動麻痺はあるか
　　□あり　☑なし
　　ありの場合は
　　　　・C6より中枢　・C7　・C8～Th1　・Th10　・Th12～L1　・L3以下

・筋力の低下
　　☑あり　□なし
　　ありの場合　MMT判定　部位（左（健側）大腿四頭筋）/スコア　5・④・3・2・1・0
　　　　　　　　　　　　　部位（右上肢　　　　　　　）/スコア　5・4・3・②・1・0
　　　　　　　　　　　　　部位（右大腿四頭筋　　　　）/スコア　5・4・3・②・1・0

①非効果的気道浄化
②非効果的呼吸パターン
③末梢性神経血管性機能障害
　リスク状態
④活動耐性低下
⑤徘徊
⑥歩行障害
⑦身体可動性障害
⑧床上移動障害
⑨移乗能力障害
⑩車椅子移動障害
⑪摂食セルフケア不足
⑫入浴セルフケア不足
⑬更衣セルフケア不足
⑭排泄セルフケア不足
⑮消耗性疲労

1. 看護診断過程演習

活動／運動パターン

- 関節拘縮はあるか
  - □あり　☑なし
  - ありの場合：ROM

右・左	部　位	関節可動域
右	肩甲帯	（　屈曲・外転　）
右	肘関節	（　屈曲　　　　）
右	手関節	（　屈曲　　　　）

　　　　　　　　　　　　　　　　＊（　）内は平均可動域

- 起居動作は可能か
  - □可　☑不可
  - 不可の場合はその動作：左側臥位は自力での体位変換は不可，右下肢の屈曲位ができない．臥位から坐位への移動は不可，端坐位の保持は10分以上になると右に傾く

　　寝返動作　ADL（　　）
　　起坐動作　ADL（　　）

- トランスファーは可能か
  - □可　☑不可
  - 不可の場合はその動作：左手で看護師の首に手を回し，ほぼ全介助でベッドから車椅子に移乗．立位から洋式トイレに移る際に，右下肢での支えができず，身体の向きを変えられない

　　椅子・車椅子移乗　ADL（　　）
　　便器・浴槽　ADL（　　）

- 日常生活に必要な歩行は可能か
  - □可　☑不可
  - 不可の場合　歩容：＿＿＿＿＿＿＿＿＿＿＿＿＿＿＿＿＿＿＿＿＿＿＿＿
  - 　　　　　歩行速度：柵を持ち4～5歩を2分以上かけて歩行している，廊下からトイレの入口の1cm段差を越えることができない
  - 歩行補助具使用の場合：右下肢への荷重が充分にできず，左（健側）に傾く

　　平面歩行　ADL（　　）
　　階段昇降　ADL（　　）

- 車椅子操作は可能か
  - □可　□不可
  - 不可の場合はその操作と動作：

- 自力で摂食が可能か
  - □可　☑不可
  - 不可の場合はその動作：右手でコップ等把持することはできるが，持ち上げることができない（握力12Kg）また口に運ぶ動作は全くできない．スプーン等摂食用具も持上げることはできない

　　摂食動作　ADL（　　）

- 自力で排泄が可能か
  - □可　☑不可
  - 不可の場合はその動作：立位から洋式トイレに移る際に右下肢の支えができず，身体の向きを変えられない．立ち上がることができない．水洗レバーを十分に押す（患・健側でも）ことができない．下病衣・パンツを脱ぐ・履く行為は完全にできない．排尿は尿器を使用している

　　排泄動作　ADL（　　）

- 自力で入浴が可能か
  - □可　☑不可
  - 不可の場合はその動作：

　　洗体動作　ADL（　4　）
　　洗髪動作　ADL（　4　）

- 自力で更衣（靴を履く）が可能か
  - □可　☑不可
  - 不可の場合はその動作：上病衣を脱ぐ・着る行動は患側への衣類の取り扱いにまごつきがある．下病衣の着脱は完全にできない（臥位で腰を浮かしてズボンを履く，脱ぐ行為および患側にズボンの裾を通すなどの行為）

　　更衣動作：上病衣　ADL（　　）
　　更衣動作：下病衣　ADL（　　）
　　更衣動作：靴靴下　ADL（　　）

- 自力で整容（洗面・整髪・髭剃り）が可能か
  - □可　☑不可
  - 不可の場合はその動作：

　　洗面歯磨動作　ADL（　3　）
　　髭剃・整髪動作　ADL（　3　）

- 疲労感の訴えはあるか
  - □あり　□なし
  - ありの場合はその状況：

- 日常生活での活動の変化はあるか
  - □あり　□なし
  - ありの場合はその変化：

ADL評価＝
0：自立
1：補助具，自助具で自立
2：補助具使用で一部介助を要する
3：一部介助すれば動作が可能
4：全面的に介助を要する

活動／運動パターン

- 徘徊行動は観られるか
  □あり　□なし
  ありの場合はその行動：_____

- 末梢部位への機械的圧迫の危険因子
  □下腿義足インサート接触部位
  □その他：_____

- 関連事項：
  　　　　3/4より運動リハビリテーション

睡眠／休息パターン

クラスター5：睡眠／休息パターン　　　　　　　　　○非該当

- 入眠困難の訴え
  □あり　□なし
  ありの場合はその状態：_____

　　　　　　　　　　　　　　　　　　　　　①不　眠
　　　　　　　　　　　　　　　　　　　　　②睡眠パターン混乱

- 睡眠維持困難／早期目覚めの訴え
  □あり　□なし
  ありの場合はその訴え：_____

- 関連事項：_____

認知／知覚パターン

クラスター6：認知／知覚パターン　　　　　　　　　□非該当

- 痛みの訴えはあるか
  □あり　□なし
  ありの場合はその程度：face rating scale　　1・2・3・4・5
  痛みの部位：右側頭部
  痛みが起こってからの期間：_____
  痛みの表出行動：_____

　　　　　　　　　　　　　　　　　　　　　①急性疼痛
　　　　　　　　　　　　　　　　　　　　　②慢性疼痛
　　　　　　　　　　　　　　　　　　　　　③急性混乱
　　　　　　　　　　　　　　　　　　　　　④慢性混乱
　　　　　　　　　　　　　　　　　　　　　⑤記憶障害
　　　　　　　　　　　　　　　　　　　　　⑥半側無視

- 健忘などの徴候があるか
  ○あり　□なし
  ありの場合はその状態：排便時，看護師にコールすることを伝えて承知しているが，1人でベッドから降りようとする

- 見当識障害があるか
  □あり　○なし
  ありの場合はその状態：_____

- 興奮や落ち着きのなさがあるか
  □あり　○なし
  ありの場合はその状況：_____

- 意識レベルの変動はあるか
  □あり　○なし
  ありの場合：JCS（　　　　）

- 感覚の変化はあるか
  □あり　□なし
  ありの場合：　部位：_____
  □表在覚　触覚：鈍麻・消失
  　　　　　痛覚：鈍麻・消失・過敏
  　　　　　温度覚：鈍麻・消失・過敏
  □視力の混乱：_____
  □聴覚の混乱：_____

- 半側空間無視はあるか
  □あり　□なし
  ありの場合はその状況：_____

1. 看護診断過程演習

クラスター7：自己知覚／自己概念パターン　　□非該当

自己知覚／自己概念パターン

・不安の徴候はあるか
　　☑あり　□なし
　　ありの場合はその状態を記載：「ミギ・・ナウル・・（右上肢の麻痺が治るか）」
　　と「チケラ・・ナイ・・（力が入らない）」と話
　　し，緊張した表情で時々問いかけてくる

①不安
②無力感
③自己尊重状況的低下
④ボディイメージ混乱

・日常活動や意思決定に参加しない行動
　　□あり　□なし
　　ありの場合はその状態を記載：_____

・自己の身体機能や能力について否定的な発言や行動
　　□あり　☑なし
　　ありの場合はその行動：_____

・身体の障害・喪失部分を隠したり，過度に露出するような行動
　　□あり　☑なし
　　ありの場合はその行動：_____

・関連事項：_____

クラスター8：役割／関係パターン　　□非該当

役割／関係パターン

・つらいことや悲しいことがあるか
　　□あり　□なし
　　そのことは病気に関係があるか：□あり　□なし
　　予期的或いは喪失の事実はあるか：□あり　□なし
　　~~予期或いは喪失の事実~~：_____

①悲嘆複雑化
②言語的コミュニケーション障害

　　喪失の事実に関する患者の情緒の反応：_____

・言語障害
　　☑あり　□なし　　発話量が少ない．「お茶」とかの単語を話すが「オシャ」などと音が歪み，
　　ありの場合　自発話：「お茶が欲しい」などの文法にはならない
　　　　　　　　呼　称：困難だが身の回りの呼称物の名称は理解できる
　　　　　　　　復　唱：困難，「おかず」を「オケス」，「痛い」を「イトイ」など
　　　　　　　　書　写：ひらがな（仮名）は低下，漢字の単語は書ける
　　　　　　　　理　解：日常的な会話（短い質問や指示）は理解できてうなずく
　　麻痺性構音障害：_____

・関連事項：_____

クラスター9：性／生殖パターン　　☐非該当

性／生殖パターン

・性的機能障害の問題があるか
　　☐あり　☐なし
　あの場合はその状態：
　_____

・関連事項：
　_____
　_____
　_____

①性的機能障害

クラスター10：コーピング／ストレス耐性パターン　　☐非該当

コーピング／ストレス耐性パターン

・自殺の危険因子
　　☐自殺企図の既往
　　☐憂鬱な状況を不安な口調で訴える
　　☐肉体的苦痛を伴う病気にかかっている（長期にわたる痛み等）
　　☐その他：
　_____

・関連事項：
　_____
　_____

①自殺リスク状態

クラスター11：価値／信念パターン　　☐非該当

価値／信念パターン

・家族や知人，または重要他者との交流の変化
　　☐あり　☐なし
　ありの場合はその状況を記載：
　_____

・関連事項：
　_____
　_____

①スピリチュアルペイン

3. 情報の整理・解釈・総合

観察をしながら，また情報をクラスターにふるい分けながら，情報の整理のための思考はすでに始められています．その情報の整理は，クラスターごとに看護診断の「きっかけ」と考える情報を整理していくのです．同時にその整理に対して根拠ある解釈を加えながら，関連する情報を総合していきます．

表1.3は，Yさんから得られたデータから診断を導くために，**情報の整理・解釈・総合**を行ったものです．

表1.3　Yさんの医療状況と推論される看護の問題

	情報の整理	解釈	情報の総合
②栄養／代謝	・3/5 身長157cm，体重46.3kg（理想体重の85%），BMI 18.8，TP 6.6g/dL，Alb 3.0g/dL ・入院後3/5まで（6日間）に1.7kg減 ・主食・副食1/2 ・3/2から「食欲ない」との訴え	3/2から「食欲がない」との訴え，食事摂取量が主・副食ともに1/2，入院後6日間で体重1.7kgの減少，BMI 18.8，TP 6.6g/dL，Alb 3.0g/dLであることから，必要量を満たすだけの栄養摂取ができていないことが疑われる．しかし，入院後の集中治療期間を経ているため，看護上の問題と捉えるにはもう少し経過観察が必要であると考える	
	・経口水分摂取量　450mL程度／日 ・口渇なし，嚥下障害なし ・電解質輸液の点滴中 ・Na 138，K 3.3，Cl 103，BUN 8.0，Cr 0.6	経口水分摂取量450mL程度／日から水分摂取量が少ないことが疑われるが，口渇もなく，電解質値の上昇も見られていない．すでに電解質輸液の点滴が行われていることから医療問題の範囲と考える	
③排泄	・尿意はあるが我慢できない ・前ぶれもなく急に尿がしたくなり，尿器をあてる前に出てしまう時がある ・3/3 膀胱留置カテーテル抜去（この影響は少ない）	尿意はあるが我慢できない，前ぶれもなく急に尿がしたくなり，尿器をあてる前に出てしまう時がある，ということから，排尿に問題があるとも考えられるが，カテーテル抜去後2日目であるため，もう少し経過をみていく	
④活動／運動	・左側臥位（健側）は，自力での体位変換は不可 ・右下肢の屈曲位ができない ・右大腿四頭筋 MMT2 ・臥位から坐位への独自での移動は不可 ・右上下肢不全麻痺[※]	左側臥位（健側）は，自力での体位変換は不可，右下肢の屈曲位ができない，右大腿四頭筋 MMT2，臥位から坐位への独自での移動は不可，これらのことから，床上移動に問題がある	〈床上移動の問題〉 ・左側臥位（健側）は，自力での体位変換は不可 ・右下肢の屈曲位ができない ・右大腿四頭筋 MMT2 ・臥位から坐位への独自での移動は不可
	・左手で看護師の首に手を回し，ほぼ全介助でベッドから車椅子に移乗している ・立位から洋式トイレに移る際，右下肢での支えができず，身体の向きを変えられない ・右上下肢不全麻痺[※] ・右大腿四頭筋 MMT2	左手で看護師の首に手を回し，ほぼ全介助でベッドから車椅子に移乗している，立位から洋式トイレに移る際，右下肢での支えができず，身体の向きを変えられない，右大腿四頭筋 MMT2，これらのことから，移乗能力に問題がある	〈移乗能力の問題〉 ・左手で看護師の首に手を回し，ほぼ全介助でベッドから車椅子に移乗している ・立位から洋式トイレに移る際，右下肢での支えができず身体の向きを変えられない ・右大腿四頭筋 MMT2

	情報の整理	解釈	情報の総合
④ 活動／運動	・右下肢への荷重が十分にできず，左（健側）に傾く ・廊下からトイレ入り口の1cmの段差を越えることができない ・4～5歩を2分以上かけて歩行 ・右上下肢不全麻痺※ ・右大腿四頭筋 MMT2	右下肢への荷重が十分にできず，左（健側）に傾く，廊下からトイレ入り口の1cmの段差を越えることができない，4～5歩を2分以上かけて歩行，右大腿四頭筋MMT2，これらのことから，歩行に問題がある	〈歩行の問題〉 ・右下肢への荷重が十分にできず，左（健側）に傾く ・廊下からトイレ入り口の1cmの段差を越えることができない ・4～5歩を2分以上かけて歩行
	・右手でコップなどを把持することはできるが持ち上げることはできない ・右手でスプーンなど摂食用具も持ち上げることはできない ・右上肢不全麻痺※ ・右上肢 MMT3⁻	右手でコップなどを把持することはできるが，持ち上げることはできない，右手でスプーンなどの摂食用具も持ち上げることはできない，右上肢MMT3⁻，これらのことから食事動作に問題がある	〈食事動作の問題〉 ・右手でコップなどを把持することはできるが持ち上げることはできない ・右手でスプーンなど摂食用具も持ち上げることはできない ・右上肢 MMT3⁻
	・立位から洋式トイレに移る際，右下肢での支えができず体の向きを変えられない ・水洗レバーを十分に押すことができない ・下病衣・下着の上げ下げができない ・右上下肢不全麻痺※ ・右上肢 MMT3⁻ ・右大腿四頭筋 MMT2	立位から洋式トイレに移る際，右下肢での支えができず体の向きを変えられない，水洗レバーを十分に押すことができない，下病衣・下着の上げ下げができない，右上肢MMT3⁻，右大腿四頭筋MMT2，これらのことから，排泄動作に問題がある	〈排泄動作の問題〉 ・立位から洋式トイレに移る際，右下肢での支えができず体の向きを変えられない ・水洗レバーを十分に押すことができない ・下病衣・下着の上げ下げができない ・右上肢 MMT3⁻ ・右大腿四頭筋 MMT2
	・更衣時，患側の衣類の取り扱いにまごつきがある ・右上下肢不全麻痺※ ・右上肢 MMT3⁻ ・右大腿四頭筋 MMT2	更衣時，患側の衣類の取り扱いにまごつきがある，右上肢MMT3⁻，右大腿四頭筋MMT2，これらのことから，更衣動作に問題がある	〈更衣動作の問題〉 ・更衣時，患側の衣類の取り扱いにまごつきがある ・右上肢 MMT3⁻ ・右大腿四頭筋 MMT2
⑥ 認識／知覚	・排便時看護師にコールすることを伝えて承知しているが，1人でベッドから降りようとする	排便時，看護師にコールすることを伝えて承知しているが，1人で動いていることから，説明への理解能力に問題があるとも考えられる．またこの状況は転倒の危険に影響を与えることも考えられるが，情報が少ないために判断できない．もう少し情報が必要である	
⑧ 役割／関係	・発話量が少ない ・「お茶」などの単語を話すが「オシャ」等と音が歪む ・呼称が困難 ・復唱が困難で「おかず」を「オケス」，「痛い」を「イトイ」と言う ・日常的な会話は理解できてうなずく	日常的な会話は理解できてうなずいているが，発話量が少ない，「お茶」などの単語を話すが「オシャ」等と音が歪む，呼称や復唱が困難で「おかず」を「オケス」，「痛い」を「イトイ」と言う，これらのことから言葉を伝達する能力が低下している状態であると考えられる	〈言語的メッセージの伝達障害〉 ・発話量が少ない ・「お茶」などの単語を話すが「オシャ」などと音が歪む ・呼称が困難 ・復唱が困難で「おかず」を「オケス」，「痛い」を「イトイ」と言う

（注）※に関しては，それぞれの動作や行為に関係する筋群の部分と，麻痺をした筋群の部分の具体的な状態をアセスメントしておくことが重要であるが，この状態はすでに病態上で確認されていることであるので，わざわざここに記述する必要はない．

①健康知覚／健康管理パターン

ここでは，患者の健康に対する理解や自己管理に対する考え方や実施の状況などがアセスメントされていきます．つまり，その人が健康状態に対する情報を聞いて，それをどう理解し，危険な状態をどう避けているかといった認知機能を明らかにします．Yさんの場合，看護診断のきっかけとなるデータがないため，情報の整理の欄にはあげていません．

②栄養／代謝パターン

このクラスターでは，患者の食事や水分摂取，ビタミン類の栄養補給などの状態が含まれます．また，皮膚状態と栄養状況の関係や栄養摂取に影響される可能性が強い口腔粘膜の状態などが，アセスメント対象になります．

この患者の場合は食欲不振の訴え，1/2程度の食事摂取，体重減少はみられますが，緊急入院後5日目であることを考えますと，この食欲不振や摂取量が少なくなっている状態は，集中治療後にみられる微熱や頭重感の存在といった身体的状況や，脳梗塞の診断を受けたこと，あるいは摂食に関するセルフケアが困難であるといったことが影響しているとも考えられます．そこで，その判断を確かめていく必要があると考え，栄養摂取に関する情報をさらに集めることとしました．

また，経口水分摂取450mL/日は水分摂取量についての問題があるとも考えられましたが，すでに医師からの指示が出されて点滴が開始されている状況なので，これは医療問題と考えました．

③排泄パターン

排泄機能（腸，膀胱，皮膚など）のパターン状態，つまり，それらの規則性についてアセスメントされています．Yさんの場合は，尿意を我慢できない，左手で尿器を当てるまでの準備に手間取っていること，そして尿を漏らしてしまうなどの問題があります．また膀胱留置カテーテル挿入によって膀胱容量の減少をきたしていた状態から，カテーテル抜去後2日目であることを考えるとこの状態は〈尿失禁〉であるが，どちらの影響による問題か判断できません．

④活動／運動パターン

ここに含まれる機能は非常に重要であり，活動や運動，レクリエーションなど範囲が広いのが特徴です．そのため，アセスメントしていく内容も，呼吸や循環，神経や運動機能，運動耐容能，関節可動域，移動動作，日常生活活動（ADL）などが含まれます．

Yさんの場合は，呼吸や循環系機能や運動耐容能，関節可動域については，診断の手がかりとなる情報がみられていないため，特に問題はなさそうです．しかし，運動機能においては，右半身運動麻痺によって，上肢の活動では物を握ることは可能であるが力が入りません．

さらに躯幹や下肢が関与する活動では寝返りや立ち上がりの起居動作，移乗動作，歩行をはじめ，これらが複合的に関与する食事，整容，排泄，更衣などの動作も，自力では困難な状態となっています．そのため，日常生活活動の能力を動作別に検討していく必要があります．そこで，ここでは〈床上移動〉〈移乗〉〈歩行〉〈食事動作〉〈排泄動作〉〈更衣動作〉に支障があると考え，これらに関連するデータをそれぞれの問題ごとに「総合」に進めて，さらに分析していくことに

しました.

⑤睡眠／休息パターン

睡眠状態に関するアセスメントが中心となってきます．そこで，患者の睡眠時間や熟睡感などを聞くことになります．

ここでもYさんの場合は，看護診断のきっかけとなるデータがないため，整理の欄にはあげていません．

⑥認知／知覚パターン

視覚，聴覚，触覚といった**感覚機能**，あるいは意識や記憶，見当識，知識などの**認知機能**についてアセスメントします．

認知機能に関して，「排便時看護師にコールすることを伝えて承知しているが，一人でベッドから降りようとする」という行動がみられています．Yさんのこの行動は，切迫する便意の自覚や言語障害によって，十分な意思伝達が困難な状況，または看護師への依頼の気兼ねから思わずとってしまった行動とも考えられます．

あるいは，高次機能障害からくる**記憶能の低下（健忘）**や**見当識障害**といったことが影響しているとも考えられます．そのため，行動の原因について，これらの中から判断するにはデータが少なく，さらに関連する情報を収集していく必要があります．

しかし，制限範囲以上の活動をしてしまうというYさんの行動は気になります．この活動制限は，歩行機能が不十分という状況からきているものです．

⑦自己知覚／自己概念パターン

自己に対する知覚に焦点が当てられています．すなわち，不安や恐怖，あるいは無力感，絶望などの情動に関するものと，自己のアイデンティティや**自己価値**，ボディイメージに関する全般的な感情に焦点が当てられています．

Yさんの場合でも，右片麻痺や言語障害といった機能的な変化や，日常生活活動の全般が困難な状況へと陥っています．そのことに対して，「力が入らない」とか，回復について心配している発言が聞かれています．しかし，このようなYさんの発言は，障害や動作困難という状況を正しく認識し，それに対するまっとうな情動反応といえる言葉と判断できます．

もちろん，麻痺や言語障害などという出来事は，大きな衝撃を与えるものであるため，現段階では正常な対処反応のレベルであっても，この先はどうなるかはわかりません．ですから，看護診断として展開されていかなくても，データをキャッチするアンテナは立てておく必要があります．このように，診断としてあがらなくても，データをキャッチできる観察眼を常に働かせておくことは，この状況に限ったことではありません．

⑧役割／関係パターン

主に生活におけるその人の**役割**と**人間関係**に焦点が当てられています．ですから，役割や人間関係の変化，喪失，脅威といったことは，患者にとってさまざまな感情や行動を引き起こすこと

になります．

　Yさんの場合，**運動性失語症**ということで，「呼称物の名称は理解できる．日常的な会話は理解できてうなずく」が「発語量が少ない」「呼称困難」「単語が歪む」「復唱が困難」という状態です．この状態は，言葉によるメッセージを受け取り，認識することは可能であるが，自分のメッセージを言語によって相手に伝達することに支障がある状態と考えました．そこで，これらに関連するデータを「総合」に進めて，さらに分析していくことにしました．

*

　「⑨セクシュアリティ／生殖」「⑩コーピング／ストレス耐性」「⑪価値／信念」の各パターンについては，まだ収集できていないものもあります．そして，収集されたデータの中からは，特に問題がなかったので，ここでは説明を省きます．これらのパターンに関係する情報については，それぞれどのように収集するかは，Part 1 第4章の**「機能的健康パターンの理論的背景」**の項を参考にしてください．

鑑別（判断）に必要となってくる知識・技能

フィジカルアセスメント

身体的な問題の場合，その鑑別は，一般的に患者の訴えだけでなく，生理学や病態学の知識，医師の行った検査所見，あるいは自分で行うフィジカルアセスメントの結果を用いて行っていきます．フィジカルアセスメントとは，主に患者の身体的部分の観察に用いられる技術です．この技術はアメリカでは，かなり以前からICUや地域看護師（nurse practitioner：NP）の間で患者の身体的状態をスクリーニングするために用いられていました．

もちろん，その他の臨床場面でも，看護師はバイタルサインの測定，血圧測定，関節可動域や皮膚の観察などで，この技術を使っていますが，それは非常に限られた範囲でのフィジカルアセスメントでした．しかし，看護診断が導入されてからは，この技術の使用が不可欠になってきています．

特に，「②栄養／代謝」「③排泄」「④活動／運動」「⑤認知／知覚」などの各パターンに属する状態の鑑別には，呼吸音，心音，関節可動域，腹部の状態，知覚，感覚などのデータが重要となっていきます．

心理社会面での問題

一方，心理社会面での問題の場合，その鑑別においては，精神医学領域での病態学や心理学，社会学を基盤とするさまざまな理論の知識が必要です．たとえば，自己管理行動に関する患者の状態の解釈やフォーカスアセスメントには，ベッカーらが開発した「保健信念モデル」が用いられるかもしれません．また，突然自分の身に起こった障害やそれに関する変化に対するYさんの言動には「危機理論」や「ストレスコーピング理論」が鑑別やフォーカスアセスメントに使われるかもしれません．そして，必要ならばストレッサーの影響力やコーピング様式について，評価尺度を活用していくことも可能です．

さらに，これらの鑑別やフォーカスアセスメントに，看護診断の定義や診断指標を用いることもできます．

事例検討の限界

Yさんの事例の中でも，データが不足しているために，次のステップの「総合」へと展開できていない"気になる状態"が，いくつかありました．このように，「データ不足のため，総合へは情報をあげることができません」「具体的な情報が必要である」などと解釈しているようなデータに対しては，必ずそのことに対するフォーカスアセスメントを行われなくてはなりません．

つまり，もう一度，それに関するデータを収集し直すのです．そして，そのうえで再度解釈していくことが必要となってきます．

4. 分析

　これまでの経過のように，総合された「情報のかたまり」は，さらに**鑑別**や**フォーカスアセスメント**を経て**分析**へと移ります．この分析の段階では，いくつかの判断が行われることになります．Yさんの事例で，「総合」に思考を前進させた「情報のかたまり」は全部で8つあります．これらが，分析の対象になっていきます．**表1-4**は「総合された情報のかたまり」の分析例を示したものです．

ステップ①：既存の看護診断名に置き換える

　最初の分析は，「総合」のところで，問題となる患者の状態として集めた「情報のかたまり」に対して名づけた「問題名」を，看護診断の指標と照らし合わせ，既存の**看護診断名**に置き換えることです．すでに最初の命名から看護診断名を活用しているものには，この作業はいりません．

　たとえば，この事例の中では「④活動／運動パターン」での情報の総合の段階で，問題となる患者の状態について〈床上移動の問題〉と命名した名前を，既存の看護診断名に置き換えるとNDx：床上移動障害になります．

ステップ②：他の診断名を推論する

　次は，ステップ1で考えた診断名以外に，この状態を示す診断が**推論**できないだろうかと思考することです．看護過程のいかなる段階でも推論は行われ，そこでは論拠を示していく必要があります．そこで，ここでの「推論」は，患者が示している状況が非常に似ているということや，データが解釈された結果，どのように移動したかといった思考の経緯を，論証の指針にしています．たとえば，〈便秘〉と〈便秘リスク状態〉は，症状が存在するか否かの違いで，その状況とする範囲が非常に似ているといえます．

　床上移動障害は，「看護診断」では「活動／休息」の領域（ドメイン）の「活動／運動」の類（クラス）に分類されています．そこで，同じ類に属する診断の中から，Yさんの状況は**身体可動性障害**ともいえるのではないかと推論しました．

表1.4 情報の分析

	ステップ①	ステップ②(推論)	ステップ③(照合)注	結果
④ 活動/運動	〔床上移動の問題〕 →床上移動障害 ・左側臥位（健側）への自力での体位変換は不可 ・右下肢の屈曲位ができない ・右大腿四頭筋 MMT2 ・右上肢 MMT3⁻ ・臥位から坐位への独自での移動は不可	床上移動障害 身体可動性障害*1	「床上移動障害」とは，人がベッド上で自立して，ひとつの体位から別の体位への移動に制限があるということで，運動機能の〈姿勢機能〉と〈移動機能〉に障害が生じていることを意味する（江川，2005）．寝返り動作と起坐動作は，体軸方向に対して重心位置を回旋して移動する動作を作り出す機能が必要となる（安藤，1992）．Yさんの場合は，これらの「姿勢機能」「移動機能」の障害であり，「重心位置を回旋して移動する動作を作り出す」能力が障害された状態と考えられる．こうした知識を持ってNANDA-Iの「床上移動障害」と照合すると，「左側臥位（健側）への自力での体位変換は不可」「右下肢の屈曲位ができない」という2つの情報は，診断指標の「左右に体位を変えられない」に適合し，「臥位から坐位への独自での移動不可」は診断指標の「床上で自分で体位を変えられない」に適合する．また，「右大腿四頭筋MMT2」「右上肢MMT3⁻」は関連因子の「筋力不足」に適合する．	NDx：床上移動障害 S：左側臥位（健側）への自力での体位変換は不可 S：右下肢の屈曲位ができない S：臥位から坐位への独自での移動は不可 E：右大腿四頭筋MMT2 　右上肢MMT3⁻
	〔移乗の問題〕 →移乗能力障害 ・左手で看護師の首に手を回し，ほぼ全介助でベッドから車椅子に移乗している ・立位から洋式トイレに移る際，右下肢での支えができず，体の向きを変えられない ・右大腿四頭筋 MMT2 ・右上肢 MMT3⁻	移乗能力障害	「移乗能力障害」とは，隣接した平面の間を自立して移動する能力をいう．移乗には坐位と立位の2つの姿勢保持と，立ち上がり，腰かけの際の重心移動動作を必要とする（鈴木，2001）．Yさんの場合は，姿勢機能，重心移動動作ともに障害がある状態と考えられる．こうした知識を持ってNANDA-Iの「#移乗能力障害」と照合すると，「左手で看護師の首に手を回し，ほぼ全介助でベッドから車椅子へ移乗している」という情報は診断指標のベッドから車椅子に移乗できない」に該当し，「立位から洋式トイレに移る際，右下肢での支えができず，体の向きを変えられない」は診断指標の「トイレ便座に乗り降りできない」に適合する．また「右大腿四頭筋MMT2」「右上肢MMT3⁻」は関連因子の「筋力低下」に適合する．	NDx：移乗能力障害 S：左手で看護師の首に手を回し，ほぼ全介助でベッドから車椅子に移乗している S：立位から洋式トイレに移る際，右下肢での支えができず，身体の向きを変えられない E：右大腿四頭筋MMT2 　右上肢MMT3⁻
	〔歩行の問題〕 →歩行障害 ・右下肢への荷重が充分にできず左側（健側）に傾く ・トイレの入口の1cmの段差を越えることができない ・4〜5歩を2分以上かけて歩行 ・右大腿四頭筋 MMT2	歩行障害	歩行するためには直立姿勢を保つことが必要であり，姿勢は脊柱，骨盤，抗重力筋の他で保持される（富重，2006）．この抗重力機構の他にバランス能力，体重の左右へのシフト，下肢の振り出しと重心移動などが歩行機能として必要となる（岩谷，2007）．Yさんの場合，左中大脳動脈領域の脳梗塞に起因する一次運動野の障害により，姿勢保持および重心移動能力など歩行機能が全体に低下している状態であると考えられる．こうした知識を持ってNANDA-I「歩行障害」と照合すると，「右下肢への荷重が十分にできず，左側（健側）に傾く」「右大腿四頭筋MMT2」は関連因子の「筋力不足」に適合し，「トイレの入り口の1cmの段差を超えることができない」は診断指標の「縁石を乗り越えられない」に「4〜5歩を2分以上かけて歩行」は，診断指標の「必要な距離を歩行できない」に適合する．	NDx：歩行障害 S：トイレの入口の1cmの段差を越えることができない S：4〜5歩を2分以上かけて歩行 E：右下肢への荷重が十分にできず，左（健側）に傾く E：右大腿四頭筋MMT2

注ステップ③（照合）において，本来ならば該当する生理学や心理・社会学の知識と照らし合わす作業を行うが，紙面上簡潔に省略している．
*1：ステップ③では，ステップ②で推論にあげた診断名全てについて照合を行うが，ここでは紙面上省略し，結論が出たものだけをあげている．

1. 看護診断過程演習

	ステップ①	ステップ②(推論)	ステップ③(照合)注	結果
	〔食事動作の問題〕 →摂食セルフケア不足 ・右手でコップ等を把持することはできるが，持ち上げることはできない ・右手でスプーン等の摂食用具も持ち上げることはできない ・右上肢 MMT3⁻	摂食セルフケア不足 入浴セルフケア不足*1 更衣セルフケア不足*1 排泄セルフケア不足*1	食事動作は，「食事の用意」と「食物を口に運ぶ動作」「咀嚼し嚥下する」までが含まれる（田中，園田，1998）．Yさんの場合，脳梗塞に起因する一次運動野の障害により「食事を口に運ぶ動作が困難になっている」状態と考えられる．こうした知識をもってNANDA-Iの「摂食セルフケア不足」と照合すると，「右手でコップ等を把持することはできるが持ち上げることはできない」は診断指標の「食器を持ち上げられない」に適合し，「右手でスプーン等摂食用具も持ち上げることができない」は「食具を使えない」に適合する．また，「右上肢 MMT3⁻」は関連する状態の「神経筋障害」*2に適合する．	NDx：摂食セルフケア不足 S：右手でコップ等を把持することはできるが，持ち上げることはできない S：右手でスプーン等摂食用具も持ち上げることができない E：右上肢MMT3⁻
	〔排泄動作の問題〕 →排泄セルフケア不足 ・立位から洋式トイレに移る際，右下肢での支えができず，体の向きを変えられない ・水洗レバーを十分に押すことができない ・下病衣，下着の上げ下げができない ・右上肢 MMT3⁻ ・右大腿四頭筋 MMT2	排泄セルフケア不足 摂食セルフケア不足*1 入浴セルフケア不足*1 更衣セルフケア不足*1	排泄行為には，尿意や便意を感知してからのトイレへの移動，便座への移乗，下衣の着脱，排尿や排泄，その後の始末を行うまでの一連の動作が含まれる（杉原，他，2006）．Yさんの場合，情報から「トイレへの移動」「下衣の着脱」が障害されている状態だと考えられる．こうした知識をもってNANDA-Iの「排泄セルフケア不足」と照合すると，「立位から洋式トイレに移る際，右下肢での支えができず体の向きを変えられない．」は診断指標の「トイレの便座に座れない」に適合し，「水洗レバーを十分に押すことができない」は「水洗トイレを流せない」に，「下病衣・下着の上げ下げができない」は「排泄時の衣服の上げ下げができない」に適合する．また，「右上肢 MMT3⁻，右大腿四頭筋 MMT2」は関連する状態の「神経筋障害」*2に適合する．	NDx：排泄セルフケア不足 S：立位から洋式トイレに移る際，右下肢での支えができず体の向きを変えられない S：水洗レバーを十分に押すことができない S：下病衣・下着の上げ下げができない E：右上肢MMT3⁻ 右大腿四頭筋MMT2
	〔更衣動作の問題〕 →更衣／整容セルフケア不足 ・更衣時患側の取り扱いにまごつきがある ・右上肢 MMT3⁻ ・右大腿四頭筋 MMT2	更衣セルフケア不足 摂食セルフケア不足*1 入浴セルフケア不足*1 排泄セルフケア不足*1	更衣行動には衣類の着脱に必要な上肢および体幹機能が必要である． Yさんは脳梗塞に起因する一次運動野の障害により，これらの上肢・体幹機能が障害された状態と考えられる． こうした知識をもってNANDA-Iの「更衣セルフケア不足」と照合すると，「更衣時，患側の衣類の取り扱いにまごつきがある」は診断指標の「衣類を持ち上げられない」に適合する．また，「右上肢MMT3⁻，右大腿四頭筋MMT2」は関連する状態の「神経筋障害」*2に適合する．	NDx：更衣セルフケア不足 S：更衣時患側の取り扱いにまごつきがある E：右上肢MMT3⁻ 右大腿四頭筋MMT2
⑧ 役割／関係	〔言語的伝達障害〕 →言語的コミュニケーション障害 ・発話量が少ない ・「お茶」などの単語を話すが「オシャ」などと音が歪む ・呼称が困難 ・復唱が困難で「おかず」を「オケス」，「痛い」を「イトイ」と言う	言語的コミュニケーション障害 コミュニケーション促進準備状態*1	ブローカー失語は「軟口蓋や喉頭などの構音器官の発音・発話運動を開始させるタイミングをうまく調整できず，さらに言葉を組み立てている音をうまく表出できないために起こる（馬場，1991）． Yさんの場合，左中大脳動脈領域の脳梗塞によりブローカー失語領域の障害をきたしている状態であり，上記の機能障害をきたしている状態と考えられる．こうした知識をもってNANDA-Iの「言語的コミュニケーション障害」と照合すると，「『お茶』などの単語を話すが『オシャ』などと音が歪む」，「復唱が困難で『おかず』を『オケス』，『痛い』を『イトイ』と言う」という2つの情報は診断指標の「言葉を構成しにくい」に適合する．また，「発話量が少ない」「呼称が困難」は診断指標の「自分の考えを言葉で表現しにくい」に適合する．	NDx：言語的コミュニケーション障害 S：発話量が少ない S：「お茶」などの単語を話すが「オシャ」などと音が歪む S：呼称が困難 S：復唱が困難で「おかず」を「オケス」，「痛い」を「イトイ」と言う

*2：「NANDA-I看護診断 定義と分類 2018-2020年度版」においてはセルフケア不足の関連因子に筋力低下や神経筋障害が入っていない．しかし，神経障害や筋力低下はセルフケア行為に大きく影響を与えると考え，ここでは「関連する状態」を照合に用いた．

ステップ③：情報を徴候と関連因子に分類する

　分析の最後は，推論に沿って「**命名された問題**」をその看護診断と照合して，情報を徴候［S］と関連因子［E］に分類することです．この時，判断のよりどころとなるのが，身体的な問題であれば生理学や病態学の知識，そして心理・社会的な問題においては心理学や社会学での理論，あるいは中範囲理論・小範囲理論の知識となります．それらの知識と照らし合わせ，患者がおかれている状況を判断した上で，NANDA-I看護診断に示されている診断指標，関連因子と見比べていくことになります．この事例では，表1.4にあるように，「④活動／運動パターン」で命名した「移乗能力障害」の情報と，NANDA-I看護診断の**移乗能力障害**の診断指標・関連因子とを照合し，適合する「情報」を徴候［S］と，関連因子［E］に分類することです．この照合は，推論したすべての診断において行われるものです．

　このように分析された問題は，分析がそれぞれ終わるごとに，最初の観察のときに描いた患者がおかれている医療状況図の中に追加されていき，関係が明らかになっていくのです．

　そして，図1.5のような**関連図**が，看護師の頭の中で描かれていくのです．

分析での注意点

　「分析」のところで，おかしやすい過ちがいくつかあります．その1つが，診断指標で示されている項目を，自分の患者の情報と入れ替えてしまうことです．つまり，患者から得られた情報ではなく，自分が推論した看護診断の指標を持ってきてしまうことです．

　確かに，NANDA-Iによって承認されている診断指標は，そのまま書き写したいと思うほど，明文化されたものです．しかし，患者の状態を示す情報というのは，本来，患者から取り出されてきたものです．そのため，書き写したり，入れ替えたりするのではなく，指標により近い内容となる情報を，患者から収集できるように心がけてください．

　もう1つの過ちは，関連因子（原因）が不確かであるにもかかわらず，これでもか，これでもかと，いくつも確定することです．看護診断に対する関連因子は，医師が診断している病気とその原因といった関係のように，直接的に因果関係を示せるのは，数多くありません．ですから，結論をあせらずに，はっきりとわかっている関連因子だけを確定しておくことが大切です．

5. 統合

①看護診断を検討する

　前述のように分析された**看護問題**は，このままでも**看護診断**できる状態になっています．この事例では，分析の結果，以下の診断についての検討が終わっています．

　　床上移動障害
　　移乗能力障害
　　歩行障害
　　摂食セルフケア不足
　　更衣セルフケア不足
　　排泄セルフケア不足
　　言語的コミュニケーション障害

②看護診断間の関係を明らかにする

　次のステップである「統合」では，あげられてきた看護診断間の関係を，さらに明らかにしようとするものです．言い換えれば，患者の生理学的な背景や治療的背景を基盤として，患者の全体を見すえたうえで，これらの看護問題を確認していこうというものです．

　関連図（図1.5）の中に示されている一重矢印「→」は，原因から結果への流れを示しています．破線矢印「- →」は，現段階では直接的には原因・結果の関係として示すことは難しいが，関係性の存在が十分に考えられることを示しています．また，太い矢印「⇒」は，現象に対する治療やケアであり，その先はケアを行う対象を示しています．これらの矢印は，患者からもう少し追加して情報を得ることでつけやすくなるかもしれません．

③要因を考慮し，検討する

　ここでは，脳梗塞による運動障害によって右片麻痺が生じており，Yさんは右下肢での体幹の支えが十分でなかったり，端坐位の保持が10分程度しか保持できなかったり，トイレで身体の向きを変えることが困難な状態です．そのため，それ以上の運動機能が必要である歩行にも支障をきたしている状態でもあります．しかし，すでに歩行が許可されており，それに向けた機能訓練も始まろうとしています．

　これらの矢印について検討した結果，図1.6のように統合することができると考えました．

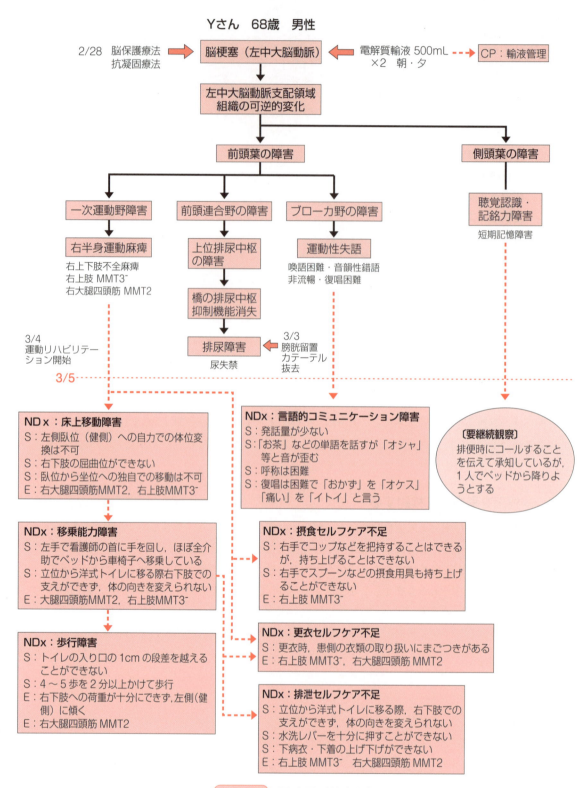

図1.5　関連図（統合前）

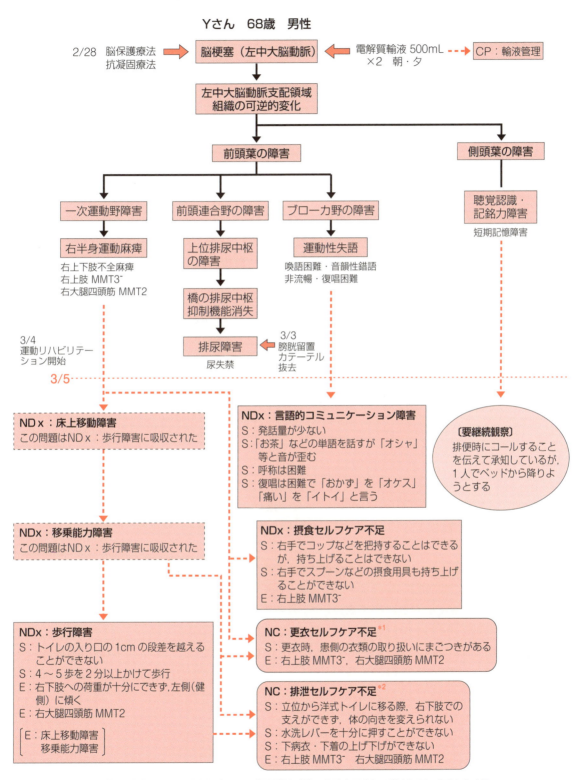

図1.6　関連図（統合後）

④生活上の重要問題を優先する

　セルフケアが不足している状態についても，看護として，まず何を**優先**して行っていくかという視点から検討しました．セルフケアについては，どれも人が生活していくうえで重要な問題です．しかし，自立という点から考えると，現時点でのYさんにとって最も優先されることに「食べること」があげられると考えました．その次に「排泄」，そして「更衣」「清潔」といった順になるでしょう．そのため，「摂食」に関するセルフケアに対しては，看護介入（治療）として訓練等を行っていくべきものと判断しました．

　一方，「排泄」については，現在Yさんは，排尿障害による頻尿がみられ，排尿準備が整うまで我慢ができずに尿を漏らしてしまうといった状態にあります．しかし，この状況は，夜間に集中しているうえ，病状および治療経過からみて，脳梗塞を発症してから7日目という時点での状況です．そのため，切迫性尿失禁に対する看護治療的な介入を行っていくことは，しばらく見合わせることにしました．そして，上下肢の機能回復訓練も始まりつつあることから，この件については，当面Yさんに必要な排尿への援助として看護していくこととしました．

　同様に，排泄に関するセルフケア不足の状態も，摂食のための機能訓練や歩行訓練が行われることによって改善が期待されます．そのため，現段階では排泄に関するセルフケアについても，ADLケアとしてかかわっていくことにしました．

　更衣に関してセルフケアが不足している状態も，寝返りや坐位保持の機能が回復した後のほうが，治療的介入を開始していくには効果的だと考えました．そこで，更衣・整容に関するセルフケアについても，ADLケアとしてかかわっていくことにしました．

6. 照合

　「照合」では，前段の「統合」の作業によって，ほかの看護診断からの情報を**吸収合併**することとなった看護診断について，もう一度NANDA-I看護診断の**定義**や**診断指標**と見比べることを意味しています．

　統合されることによって集められた情報については，その看護診断の成立に鍵となっている原因・症状のみに，絞り込んでいきます．これは，看護診断過程（アセスメント過程）の最終段階の思考であり，次なる「期待される成果」や「看護計画」を考えていくうえでの，優先事項を判断していく場合の思考にもつながっていくことになります．

　この事例では，〈歩行障害〉がその対象となってきます．看護診断としてあげられた**歩行障害**を起こしている原因やその症状について，もっとも鍵となるものだけに絞り込んでいきます．

7. 看護診断

「照合」の段階が終わると，いよいよ最終的な**看護診断**が決定されます．この事例では，**表1.5**のような看護診断が決定されました．

すでに周知のように，「統合」の段階までに進められたすべての問題が「看護診断」としてのケアの対象になるとは限りません．あるものは，単に伝達されるだけにとどまるもの，そして，あるものは，体温表に**観察項目**をあげて記録していったり，あるいはベッドサイドに置かれている記録用紙に，項目をあげて観察していくなどといった内容で，看護援助を実施していくと判断されることがあります．

この事例では「頭部の鈍重感」や「食欲がなく，食事摂取量 主・副食1/2」といった内容は，体温表等に記録され，観察が続けられることになるでしょう．そして，ADLケアで対処していくと判断した状態についても，観察していく必要があります．それは，Yさんの回復の状況次第によっては，機能回復を目的として訓練等の看護治療を始める必要が出てくるかもしれないからです．つまり，ADLケアの問題から，看護診断への切り替えです．その時期がやってきたときに，適切に対応していくためにも，尿の失禁回数や排尿パターン，更衣や整容を行っているときのYさんの動きなどについて観察していく必要があります．

表1.5 看護診断と記述法（PES式）

NDx：摂食セルフケア不足
　　S：右手でコップなどを把持することはできるが，持ち上げることはできない
　　S：右手でスプーンなどの摂食用具も持ち上げることができない
　　E：右上肢MMT3⁻

NDx：歩行障害
　　S：トイレの入り口の1cmの段差を越えることができない
　　S：4～5歩を2分以上かけて歩行
　　E：右下肢への荷重が十分にできず，左側（健側）に傾く
　　E：右大腿四頭筋MMT2

NDx：言語的コミュニケーション障害
　　S：発話量が少ない
　　S：「お茶」などの単語を話すが「オシャ」などと音が歪む
　　S：呼称が困難
　　S：復唱が困難で「おかず」を「オケス」，「痛い」を「イトイ」と言う

8. 医療問題（共同問題）

　医療問題（共同問題：CP）と判断されるのは，その問題を引き起こしている直接的な原因が，その人が持っている疾病や受けている治療であるという場合です．また，その問題の解決に向けた取り組みとして，実施しようとする看護援助では期待される効果が低い場合，その問題は「医療問題（共同問題）」として扱われます．しかし，たとえ医療問題（共同問題）といえども，その状態の改善のために提供されている直接的なケアや処置の中心は，看護師に委ねられた医療行為であることを忘れないでください．

　この事例では栄養／代謝のクラスタで解釈したように，**CP：輸液管理**が考えられるでしょう．これらの医療問題（共同問題）は，看護過程の中のどの段階ででも，自由に判断されるものです．そして，医師との合意のもとで，診断として立てられるものです．ですから，Part 1（第10章参照）で述べたように，これらの問題に対する「目標（期待される成果）」は，立てないことが原則です．

　ということは，看護計画の**観察計画（OP）**の中では，その状態が起こっているか否かの観察であったり，あるいは起こっている状態や，その変化の様子を詳しく見ていくための観察項目があげられることになっていきます．

　言い換えれば，ここにあげられる観察項目は，その患者の持っている病気の病態生理や治療の内容に起因するものです．そのため，医師との協働的な作業が必要となってきます．

学習のポイント

- □「機能的健康パターン」に基づいて情報を収集しながら，情報のふるい分けを行います．どのクラスターにどのような情報を収集すべきであるかを理解しておきましょう．
- □看護的情報を明確にするため，フェイスシートに書かれている情報，医療状況をしっかり把握することが大切です．このことは，情報の統合段階における軸となります．
- □データ不足のため，総合へは情報をあげることができなかったり，より具体的な情報が必要である"気になる状態"がみられたときは，そのことに対するフォーカスアセスメントを行いましょう．そのうえで再度解釈していきます．
- □身体的な問題の鑑別は，生理学や病態学の知識，医師の行った検査所見，フィジカルアセスメントの結果を用いて行っていきます．
- □心理・社会面での問題の鑑別のために，精神医学領域での病態学や心理学，社会学を基盤とする「保健信念モデル」「危機理論」や「ストレスコーピング理論」などへの認識を深めておきましょう．

2 看護診断と期待される成果，看護計画との関係

本章の内容

Ⅰ．看護成果の設定と看護治療(介入)の選択
　1．焦点をどこに当てるか
　2．有効な治療プログラム
学習のポイント

看護成果の設定と看護治療(介入)の選択

1. 焦点をどこに当てるか

　看護診断が決定されると，**看護治療**（援助）を行うためにその目標と計画が立てられます．Part 1 で解説したように，診断の指標・関連因子と成果，その成果と看護計画の中の観察計画の間には密接な関係があります．
　表 2.1 は，Y さんの入院 6 日目に診断された**NDx：摂食セルフケア不足，NDx：歩行障害，NDx：言語的コミュニケーション障害**に対する期待される「成果」と「看護治療計画」，および，ADL ケア（NC）に対する「目標」と「ケア計画」，医療問題について示したものです．
　この表を見てもわかるように，成果には，看護診断を成り立たせている原因，あるいは診断指標・関連因子となる症状について，解消あるいは改善した状態を掲げています．成果は，診断の成立に最も関与している事柄に焦点を当てていくことを望みます．それが困難な場合には，診断の成立に影響を及ぼしている周辺事項の解消をあげていきます．また，機能回復や症状改善の機序プロセスの順序性をふまえたうえで，あげていく必要があります．

2. 有効な治療プログラム

　介入も同様に，診断の成立に関与している事柄に対して，最も有効と判断される治療プログラムを選択し，看護計画としてあげていきます．
　また，「できたときはほめる」とか「わからないことは相談するよう説明する」といったような内容は，看護行為を行うときの心得，あるいは看護師側の注意点にすぎないと考えます．そのため，ここでは計画事項としてあげていくということはありません．

①達成度の評価

　この後は，Part 1 で示したプロセスに沿って「看護計画」に基づいて看護治療である観察や，治療あるいは教育プログラムが進められていきます．また同時に，ADL ケアも実施します．そして，計画の立案時に設定した評価日がやってきたら，この評価日までの「成果」として掲げた「起立時のふらつきの消失」「歩き始めの足のもつれの消失」といった状態に対する，患者の達成度を評価していきます．つまり，起立時や歩き始めの状態を確認していくのです．
　そのとき，起立時にみられたふらつきや，歩き始めの足のもつれが消え去っていた場合，この成果項目については達成できたことになります．この場合，この項目の達成に向けて行われていた看護治療の打ち切りについて検討していきます．もし，この項目だけの達成に必要であった治療内容があったならば，その治療については打ち切ることが可能となります．
　そして，また到達すべき「成果」として残っている項目に対する看護治療を見直したのち，引き続き治療を行っていきます．

2. 看護診断と期待される成果，看護計画との関係

表2.1 看護診断と成果，看護治療計画／ADLケアと目標，ケア計画／医療問題

看護診断	成果	看護治療計画
3/5 NDx：摂食セルフケア不足 　S：右手でコップなどを把持することはできるが，持ち上げることはできない 　S：右手でスプーンなどの摂食用具も持ち上げることができない 　E：右上肢MMT3⁻	1. 右手でスプーンを使って捕食動作ができる（食物を口まで運ぶことができる）（3/12までに） 2. 右上肢MMT3⁻〜4になる（3/12までに）	OP 1. 右手の動き 2. 右手MMT TP 1. 摂食動作訓練（1回/日，10分，10時） 2. 筋肉強化訓練（右三角筋，上腕二頭筋）（1回/日，10分，PM）
NDx：歩行障害 　S：トイレの入り口の1cmの段差を越えることができない 　S：4〜5歩を2分以上かけて歩行 　E：右下肢への荷重が十分にできず，左側（健側）に傾く 　E：右大腿四頭筋MMT2	1. 右大腿四頭筋MMTが2〜3になる（3/20までに） 2. 1cmの段差を越えることができる（軽い凹凸のある地面での歩行の自立）（3/15までに）	OP 1. 右大腿四頭筋MMT 2. 歩行時の足の運び，姿勢 TP 1. 歩行訓練（AM・PM×1回ずつ，AM20分，PM10分）AMはPTとともに，PMは看護師が行う 2. 筋肉強化訓練（大腿四頭筋）（1回/日，10分，PM）
NDx：言語的コミュニケーション障害 　S：発話量が少ない 　S：「お茶」などの単語を話すが「オシャ」などと音が歪む 　S：呼称が困難 　S：復唱が困難で「おかず」を「オケス」，「痛い」を「イトイ」と言う	1. 自分の意思を言葉で伝えることができる（3/15までに）	OP 1. 発語状態，内容 2. 意思伝達の状態 TP 発語訓練（AMに1回20分） 　復唱，音読 ※3/5 ST依頼中のため，再度相談する
ADLケア	**目標**	**ケア計画**
NC：更衣セルフケア不足[*1] ・更衣時，患側の衣類の取り扱いにまごつきがある ・右上肢MMT3⁻，右大腿四頭筋MMT2	更衣時の一部介助（右上下肢の筋力が改善するまで）	TP 1. 更衣時の介助
NC：排泄セルフケア不足[*2] ・立位から洋式トイレに移る際，右下肢での支えができず，体の向きを変えられない ・水洗レバーを十分に押すことができない ・下病衣・下着の上げ下げができない ・右上肢MMT3⁻，右大腿四頭筋MMT2	排泄時の一部介助（右上下肢の筋力が改善するまで）	TP 1. 洋式トイレ移動時の介助 2. 下病衣，下着の上げ下げの介助
医療問題	**成果**	**計画**
CP：輸液管理		OP 1. 刺入部と輸液ライン 2. 水分のin，out

*1：この問題はADL動作の上位にある移乗能力がなければ不可能と考え，ADLケアとして対応していくこととする．
*2：この問題はADL動作の上位にある移乗や歩行の動作ができなければ不可能と考え，ADLケアとして対応していくこととする．

②到達，見直し・修正

このような経過を繰り返していった結果，ついに，残っていた「期待する成果」で掲げた状態に到達したならば，つまり，この場合では歩行が完全に自立した状態に到達したら，この看護診断は，解決し終了したことになります．

しかし，歩き始めの足のもつれが残っているなど，「成果」で掲げた状態に至っていない場合は，その原因を追及し，設定した評価日の期間を含め「成果」や「看護計画」の内容について変更を行っていきます．また，ときには看護診断そのものの見直しや修正を行っていく必要もあるかもしれません．新たに修正された看護診断が導かれた場合は，もう一度それに対する「成果」を設定し，新たな看護計画を立案し，再び看護を実施していきます．

③達成するまで繰り返す看護診断過程

このような評価は，ADLケアと判断した「更衣・整容行動が困難」や「排泄行動が困難」の看護問題に対しても同様に行っていきます．つまり，援助内容の検討をはじめ，援助行為を継続していくのか，さらには「更衣・整容行動の自立」に向けたリハビリ的な訓練の導入に切り替えていく必要があるのか，といった視点で検討していきます．

つまり，看護診断に基づく看護治療が必要なのか，あるいはADLケア計画を続行するかの判断，さらに医療問題（共同問題）に振り分けていくのかといった点についても，考えていきます．

このように，看護診断に対する成果が達成するまで，看護診断過程は繰り返し，繰り返し展開されていきます．

学習のポイント

□成果（目標）には，看護診断を成り立たせている原因あるいは診断指標・関連因子となる症状について，解消あるいは改善した状態を掲げます．
□成果は，診断の成立に最も関与している事柄に，焦点を当てていきます．

参 考 文 献

1) June M. Tompson ほか編，石川稔生ほか監訳（1991）クリニカルナーシング1看護診断　診断分類の理論的背景と診断名一覧，医学書院．
2) 泉キヨ子（2002）EBNで防ぐ転倒・転落，EB Nursing，中山書店．
3) 江川隆子（1996）事例で学ぶ看護過程，照林社．
4) 江川隆子（2003）看護診断分類のタクソノミーⅡは看護の体系を反映する，月刊ナーシング，学習研究社．
5) 江川隆子（2003）看護診断分類タクソノミーⅡの解説，看護診断，日本看護診断学会．
6) 江川隆子（2016）これなら使える看護介入 第2版: 厳選47 NANDA-I看護診断への看護介入，医学書院．
7) 江川隆子（2017）江川隆子のかみくだき看護診断 改訂9版，日総研出版．
8) 小山珠美，所和彦：脳血管障害による高次機能障害ナーシングガイド，日総研出版，東京：432，2001
9) 佐藤昭夫ほか（1991）ストレスの仕組みと積極的対応，メディカグローブ．
10) 杉原敏道，三島誠一，武田貴好，舩山貴子ほか：高齢者の起立動作能力と排泄の自立度について，理学療法科学，22（1）：89-92，2007
11) 鈴木愉：ナースのためのリハビリテーションレクチュア　第2版，文光堂，東京：66，2001
12) 高木永子監（1999）看護過程に沿った対症看護：病態整理と看護のポイント，学習研究社．
13) 高島規郎，東 照正（1989）健康：スポーツ科学への道 生理学の立場から第2版，イエメ印刷．
14) 田中靖代（2001）看護・介護のための摂食・嚥下リハビリ，日本看護協会出版会．
15) 田中尚文, 園田茂：食事動作, 動作障害の特徴と対応（2），Journal of Clinical Rehabiritation, 17（4）：426-433，1998
16) 土屋弘吉，今田拓，大川嗣雄編（1992）日常生活活動（動作）第3版，医歯薬出版．
17) 富重佐智子ほか：ナーシンググラフィカ⑭　運動機能障害—健康の回復と看護—，MCメディカ出版，大阪：11-21，2006
18) 中村隆一編（2002）臨床運動学第3版，医歯薬出版．
19) 日本運動器リハビリテーション学会，日本臨床整形外科学会　監修，岩谷力ほか編集（2007）：運動器リハビリテーションシラバス—セラピストのための実践マニュアル—，南江堂，東京：85-88
20) 星野晴彦，保村恭子（2002）排尿障害：高木誠 編；JNNスペシャル72 実践 脳卒中ケア，医学書院．
21) Donna J. Brauer著，江川隆子訳（1998）クリティカルシンキングと看護過程，看護診断，日本看護診断学会．
22) Bandura, A.（1977）Self-efficacy : toward a unifying theory of behavioral change, Psychological review84（2）．
23) Burns, C.E. et al.（1993）New Diagnosis : Caregiver Role Strain, Nursing Diagnosis．
24) Linda J. Carpenito著，新道幸恵監訳（2000）看護診断マニュアル第2版，医学書院．
25) Julia B. George，南裕子ほか著（1998）看護理論集：より高度な看護実践のために，日本看護協会出版会．
26) Marjory Gordon，佐藤重美著（1998）ゴードン博士のよくわかる機能的健康パターン，照林社．
27) Johnson, M.＆Mass, M.eds.，藤村龍子，江本愛子監訳（2003）看護成果分類（NOC）看護ケアを評価するための指標・測定尺度　第2版，医学書院．
28) T．ヘザー・ハードマン，上鶴重美原書編集，上鶴重美訳（2018）NANDA-I看護診断：定義と分類 2018-2020 原書第11版，医学書院．
29) Roy, C., Andrews, H. 著，松木光子監訳（2002）ザ・ロイ適応看護モデル，医学書院．
30) Tripp-Reimer,T. et al.（1996）The dimensional structure of nursing interventions, Nursing Research．

付録
用語の解説

インフォームドコンセント	医療者より十分な説明をされたうえで納得して治療を受けること．看護においては，援助計画を患者に説明し，十分に納得してもらったうえで同意を得ることが必要となる．
概念ツリー構造 （傘概念方式）	1つの大概念から，いくつかの中概念があり，さらに細分化された多数の小概念，という構造をとる．構造が傘状になる．
看護介入分類 （Nursing Interventions Classification：NIC）， 看護成果分類（Nursing Outcomes Classification：NOC）	アイオワ大学研究グループによって開発された，看護診断と介入，成果との理論的関係．看護診断に対する目標は，成果で統一されつつあり，看護診断に対する「成果」とは，看護介入（治療）によってその看護診断が解決されたときの患者の状態が示される．
看護計画	観察（OP），直接援助・処置（TP），教育的援助（EP）に分けられているのが一般的．この看護計画は，それぞれの看護診断の成果と密接な関係があり，特にOPは，成果について観察することが原則である．
看護診断	NANDA-Iでは2018年現在で244の看護診断が分類されている．そして，日本語をはじめとする多くの国の言語に翻訳されている．
関連図	問題と問題，あるいは医療状況による看護診断間の関係を矢印で図式化したもの．原因から結果への流れや関係性，現象に対する治療・ケア，対象を示す．

危機理論モデル	危機の過程を模式的に表現したものである．危機の構造を明らかにし，援助者が何をすべきかを示唆している．
きっかけ（cue）	看護師が観察した中から，看護に必要な情報をクラスターごとに整理し，看護診断への第一段階としたもの．
キューブラー=ロス（Elisabeth Kübler-Ross 1926〜2004）	死にゆく患者に接し，傾聴することから心理的プロセスモデルを『死ぬ瞬間』などの著書で明らかにした．
共同問題	看護師が行う看護ケア（援助）には，医療領域にかかわる問題（共同問題）と看護問題に対して行うものがある．ゴードン博士は「共同問題」というより「医療問題」と称するほうが妥当だとしている．
クリティカルシンキング（critical thinking）	論理的・批判的に考えること．看護過程の真髄的思考であるとされる，再検討を旨とする熟慮思考．看護過程における記述・分析・説明・推論を強化する．
コーピング	ラザルスは，不快なストレスや脅威から意識的に自分を守ろうとする行動的反応を，①情動中心型と，②問題中心型の2つに大別した．
コームズとスニッグ（Combs and Snygg）	自己概念の理論をもとに，内的自己，現象的自己，知覚領域の自己の3つの特徴があることを推奨した．
自己概念	「自分は何者か」といった知覚・感覚．この知覚・感覚には身体的自己と人格自己があるとされている．
小範囲理論・中範囲理論	看護場面における具体的な現象を記述するのが中範囲理論，それによって方向づけされるのが，実践志向の小範囲理論である．看護診断は小範囲理論・中範囲理論をもとにして構築（抽出）された看護現象の説明理論ともいえる．
序列づくりの原理	看護診断は当初は看護上の問題がジャンルに無関係にアルファベット順に並べられているだけであったが，カリスタ・ロイ博士の提言により，一つひとつの内容を分析し，共通言語として統合された．

セルフエフィカシー理論	アメリカの心理学者アルバート・バンデューラ（Albert Bandura, 1925〜）が提唱した．目前の出来事に対する自分のコントロールを信じられる状態，つまり「ある結果を生み出すために必要な行動を、自分はうまく行うことができる」という信念をもつことによって仕事への取り組み姿勢が強くなり，意欲・モチベーションも高まるとした．
大看護理論	大看護理論は，包括的概念枠組みを明らかにする．オレムの「セルフケア理論」，ロイの「適応モデル」，ニューマンの「ヘルスケア・システムモデル」など多くのものがある．
多軸システム	分類法Ⅱでは，①診断の焦点，②診断の対象，③判断，④部位，⑤年齢，⑥時間，⑦診断の状態の7軸が存在する．
ドンナ・ブリュワー（Donna J.Brauer）博士	1997年第3回日本看護診断学会の招聘講演者（当時，ミネソタ大学教授）．「クリティカルシンキングと看護過程」の講演の中で，ハンターとロップス（Hunter and Lops）のモデルを紹介した．
二重焦点臨床モデル	カルペニートは医学的診断共同問題、看護診断に分類し，それぞれの視点から「患者の問題」をどのようにとらえるかが課題であるとした．
ハンターとロップス（Hunter and Lops）	Paul, Rが第8回と第9回の国際クリティカルシンキング・教育学会で発表したものをまとめ，クリティカルシンキングの概念図を構築した．
フィンク（Fink）	人生のなかで起こる人間の危機の特徴とその4段階適応プロセスに関する危機理論について論じた．
フォーカスアセスメント	情報の総合の後によく用いられる．どの部分の情報が必要かが明らかになってきたときに行い，不足している情報に焦点をあて，重点的に収集することをいう．
分類法Ⅱ	タクソノミⅡともよばれる．NANDAの1998年13回セントルイス大会で提案された．13の領域（ドメイン）層と47の類（クラス）層，ラベル層に分かれた構造になっている．
ペアレンティング障害	本来の養育者が，子どもにとって最適な環境をつくり出したり維持するなどといった，その役割を果たせない状態と定義され

用語の解説

	る．ペアレンティングとは，マザー（母親）を中性化した名称で，幅広く養育を意味する．
ボウルビー （John Bowlby　1907～1990）	イギリスの児童精神科医．心的成長と発達を結びつけた．出生後の赤ちゃんは「大事な人」との間に，愛着（アタッチメント）の関係が形成されることについて述べている．
保健信念モデル	ベッカー（Becker）がヘルスビリーフモデル（Health Belief Model）として唱えた．罹病性，重大性，利益性，障害性の4つの信念が行動へ影響するとした．
ラザルス （Richard S. Lazarus　1922～2002）	アメリカの心理学者，ストレスがどのように身体・および心理に影響を与えるかを明らかにし，いかに対処（コーピング）するかを解説した．
リスク・実在・ヘルスプロモーション	看護診断の評価値．リスク型は「身体損傷や喪失の機会を増加させる因子への曝露の結果としての健康状態」，実在型とは「事実として，また現実の状態として障害や喪失が起こっている健康状態」，ヘルスプロモーション型は，どのような患者（対象）の健康状態でも使うことができる．
ルンバの法則	目標の記述原則の1つ．Real（現実的），Understandable（理解可能），Measurable（測定可能），Behavioral（行動的表現），Achievable（到達可能）の頭文字をとってRUMBA（ルンバ）とよぶ．
DAR	フォーカス記録法で，記録の対象になる看護診断，あるいは症状やその訴えに対して活用されている．患者の訴えや観察された「D：Data」，「A：Action＝看護ケア（看護治療を含む）」，その結果に対する患者の反応「R：Response」を記述する．
PES式	看護診断の記述方法の1つ．看護診断（問題＝P：probrem）と原因（E：etiology），徴候（S：symptom）で示す．
SOAP （Subjective Objective Assessment Plan）	問題解決型の記録方法．「S（Subject）」は患者の訴えを示す主観データであり，「O（Object）」は医療者側の観察で得られる客観データ，「A（Assessment）」はアセスメント，「P（Plan）」は看護計画を示す．

日本語索引

ア 行

アセスメント 22, 30
アメリカ看護師協会 9

医療行為 4
医療状況 126
医療スタッフの業務分担 5
医療問題 9
インフォームドコンセント 78, 158

栄養／代謝パターン 44, 50, 139
ADLケア 6
Sデータ 31

オレム 14
Oデータ 31

カ 行

概念ツリー構造 40, 80, 158
科学的根拠 66
価値／信念パターン 47, 57
活動／運動パターン 45, 50, 139
カルペニート 10
看護援助の範囲 6
看護援助範囲 106
看護介入分類 98, 158
看護過程 22
看護過程（総称）22
看護過程とは 20
看護記録 112
看護計画 109, 158
看護師の思考過程とは 24
看護師の責任 8
看護診断 151, 158
看護診断過程とは 22
看護診断データベース 38
看護診断プロセス 124

看護診断分類の変遷 80
看護診断分類法 39
看護診断ラベル 78
看護成果分類 98, 102, 158
看護治療 106, 154
看護の視点 14
看護の定義 9, 10
看護理論 14
観察 30
観察の枠組み 14
患者の強み 34
患者の反応 31
関連因子 38
関連図 60, 72, 148, 149, 158

危機理論モデル 56, 159
危険因子 88, 100
期待される結果 98
きっかけ 159
機能的健康パターン 40, 42, 44
客観データ 31
キューブラー=ロス 54, 159
共同問題 152, 159
業務独占 4
クリティカルシンキング 25, 159

経過記録 113
健康知覚／健康管理パターン 44, 48, 139

ゴードン 38, 42
コーピング 159
コーピング／ストレス耐性パターン 47, 56
コームズ 52, 159
コームズとスニッグ 52, 159
国際看護師協会 9
根拠となる情報 62

サ 行

32ビット整数 80

自己概念 159
自己知覚／自己概念パターン 46, 52, 140
主観データ 31
照合 76, 150
小範囲理論 18, 67, 159
情報の解釈 62
情報の確認 33
情報の種類 31
情報の整理 62
情報の整理・解釈・総合 137
情報の総合 62
情報の取り方 33, 36
情報のふるい分け 126
情報の分析 66
序列づくりの原理 159
事例：
　最近失明した患者 93
　食事制限を守れない糖尿病患者 32
　脳梗塞（Yさん，68歳，男性）124
　脳出血患者（Sさん）の情報の整理・解釈・総合 63
　右手を切断したピアニスト 54
診断指標 38

睡眠／休息パターン 45, 51, 140
推論 67
スクリーニング 60
スニッグ 52, 159

成果 98, 118
成果の表現方法例 99

セクシュアリティ／生殖パターン 47, 56
セルフエフィカシー理論 48, 160

タ　行

大看護理論 160
タクソノミ 39
タクソノミⅠ 80
多軸システム 84, 160
達成度の評価 154

中範囲理論 18, 67, 159
徴候と関連因子 146

データベース 130

統合 147

ナ　行

ナイチンゲール 14
NANDA-I 看護診断：
　身体外傷リスク状態 92
　非効果的気道浄化 35
　不安 34
NANDA-I 看護分類 88

二重焦点臨床モデル 160
日常生活活動 6
日常生活活動の援助 6
認知／知覚パターン 45, 52, 140
日本看護協会 9

ハ　行

排泄パターン 44, 50, 139
ハンター 25, 160
ハンターとロップス 25, 160
批判的思考 25
バンデューラ 48

悲嘆のプロセス 56
評価 118

不安 34
フィジカルアセスメント 142
フィンク 54, 160
フェイスシート 125
フォーカスアセスメント 60, 160
フォーカス記録 112, 116
ブリュワー 25, 160
分類法Ⅰ 80
分類法Ⅱ 39, 82, 160

ペアレンティング障害 53, 160
ベッカー 48
ヘルスビリーフモデル 48
ヘンダーソン 14
PES式 94, 161

ボウルビー 54, 161
保健師助産師看護師法 4
保健信念モデル 48, 161

マ　行

名称独占 5

目標 98
目標記述 98
問題解決型記録 112
問題の統合 72

ヤ　行

役割／関係パターン 46, 53, 140

優先順位 94

ラ　行

ラザルス 56, 161

リスク型の看護診断 100
リスク・実在・ヘルスプロモーション 87, 161
療養上の世話 4
臨床看護領域（成人看護系）の厳選看護診断ラベル 78
臨床判断 26

ルンバの法則 98, 161

ロイ 14
ロップス 25, 160

外 国 語 索 引

A

ADL 6
American Nurses Association：
 ANA 10
assessment 21, 30

B

Bandura, A. 48
Becker, M. H. 48
Bowlby, J. 54, 161
Brauer, D. J. 25, 160

C

Carpenito, L. J. 10
Combs, A. W. 52, 159
Combs and Snygg 52, 159
critical thinking 25, 159
cue 159

D

DAR 161

E

expected outcome 98

F

Fink, S. L. 54, 160
Focus 112

G

goal 98
Gordon, M. 38, 42

H

Health Belief Model 48
Hunter 25, 160
Hunter and Lops 25, 160

I

International Council of
 Nurses：ICN 10

K

Kübler-Ross, E. 54, 159

L

Lazarus, R. S. 56, 161
Lops 25, 160

N

Nursing Interventions
 Classification：NIC 98, 158
Nursing Outcomes
 Classification：NOC 98, 102, 158

O

objective data 31

P

Problem Oriented Record
 System；PORS 112

R

RUMBA 98

S

Snygg, D. 52, 159
subjective data 31
Subjective Objective Assessment
 Plan：SOAP 161
Subjective Objective Assessment
 Plan：SOAP 112

〈編者略歴〉

江川隆子　Takako Egawa

国立善通寺附属看護学校卒業，ロングアイランド大学保健学部看護学科卒業，ニューヨーク市立リーマン大学大学院看護学修士課程修了．医学博士（大阪大学）．

慶應義塾大学病院，米国コロンビア大学病院勤務，自治医科大学看護短期大学，大阪大学医学部保健学科教授，京都大学大学院医学研究科人間健康科学系専攻教授を歴任．現在，関西看護医療大学学長，京都大学名誉教授．

著書：「かみくだき看護診断」(1999)，「看護診断アセスメントツール」(2004)，「これなら使える看護診断」(2005)，「これなら使える看護介入」(2009)，ほかに看護学書数編．「ナーシングドキュメンテーション」(1998) ほか訳書数編．

ゴードンの機能的健康パターンに基づく
看護過程と看護診断
［第6版］

編集	江川隆子	平成16年8月25日	初版発行
発行者	廣川恒男	平成17年12月1日	第2版
		平成22年2月20日	第3版
組版	ヌーヴェルヒロカワ	平成25年3月1日	第4版
印刷製本	図書印刷株式会社	平成28年1月20日	第5版
		令和元年12月20日	第6版©1刷発行

発行所　**ヌーヴェルヒロカワ**

〒102-0083　東京都千代田区麹町3-6-5
電話 03(3237)0221　FAX 03(3237)0223
ホームページ　http://www.nouvelle-h.co.jp

NOUVELLE HIROKAWA
3-6-5, Kojimachi, Chiyoda-ku, Tokyo
ISBN978-4-86174-073-2

看護倫理学 ―看護実践における倫理的基盤―

大阪大学名誉教授
日本赤十字北海道看護大学名誉学長・名誉教授　**松木 光子 編集**

看護倫理にかかわる基礎的な理論や，看護実践の場における倫理的判断など，看護職に必要な看護倫理の領域を広く網羅し，解説しています．

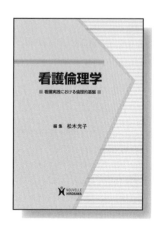

- B5 判
- 310 頁
- 定価（本体 3,200 円＋税）
- 2010 年 11 月発行
- ISBN978-4-86174-037-4

主要目次

パート1　倫理編
第1章　倫理学
第2章　生命倫理学
第3章　医療倫理

パート2　看護倫理
第4章　看護倫理の基本理論，倫理的概念
第5章　看護過程における倫理的問題
第6章　倫理的意思決定モデル
第7章　倫理的責任
第8章　看護倫理に基づくケアリング
第9章　看護倫理と看護研究
第10章　看護倫理と法的問題

パート3　実践編
第11章　看護実践における倫理的基盤
　1　倫理理論の応用
　2　臨床での倫理的実践を支える体制
　3　専門的, 社会・文化的, 政治的因子の影響
　4　倫理上のジレンマ
　5　倫理上の意思決定と看護過程
第12章　事例とその考察
　1　がん高齢者の自律に関する看護倫理
　2　妊娠継続の意思決定に関する看護倫理
　3　精神疾患患者の医療機関受診に関する看護倫理
　4　高齢者の身体拘束に関する看護倫理
　5　ネグレクトにある子どもと母親に関する倫理問題
　6　終末期の意思決定に関する看護倫理
付録：用語解説
付録：看護倫理に関係のある倫理綱領

- 医療現場では，延命治療，脳死，臓器移植，生殖医療，再生医療などで新しい倫理的判断が求められています．本書は3つのパートにより構成され，倫理学の基礎，看護倫理の基礎と応用，臨床における倫理問題を学ぶことができます．
- パート1：倫理学を中心として，生命倫理，医療倫理についてさまざまな側面で論述．
- パート2：看護倫理の基本理論や概念，意思決定モデル，倫理的責任のほか，ケアリング，看護研究，法的問題をわかりやすく説明．
- パート3：臨床の場で実際に直面する問題について，理論と意思決定モデルを用いて考察．

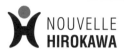

ホームページ　http:// www.nouvelle-h.co.jp
東京都千代田区麹町 3-6-5　〒102-0083
TEL 03-3237-0221（代）　FAX 03-3237-0223